Mosaik bei
**GOLDMANN**

*Buch*

Ein Leben lang schlank, fit und gesund? Erfolgsautorin Gillian McKeith
zeigt, wie es geht. Wie ein persönlicher Coach nimmt sie den Leser
Schritt für Schritt, Tag für Tag mit auf die Reise in eine gesündere Zukunft. 21 Eingangsfragen führen zu einem Diätprofil, mit dem sich jeder
Leser individuell die richtigen Tipps zusammenstellen kann. Gillian
McKeith verzichtet auf komplizierte Kalorientabellen und Ausführungen
zu Inhaltsstoffen. Sie bringt die Grundregeln der gesunden Ernährung
und Lebensführung für jeden leicht nachvollziehbar und vor allem einfach umsetzbar auf den Punkt. Mit einem Ernährungstagebuch bekommt
man einen Überblick über die tatsächlichen alltäglichen Essenssünden
und findet zu einem ausgewogeneren Lebensstil. Übersichtliche Tages-
pläne machen es leicht, abwechslungsreich zu kochen und die guten
Vorsätze in die Tat umzusetzen.

*Autorin*

Die Ernährungsexpertin Gillian McKeith hat sich mit verschiedenen
Fernsehshows und Sendungen in England als Ernährungs-Guru etabliert.
Sie präsentiert die Fernsehserie »You Are What You Eat« auf Channel 4,
in der sie die Nahrungsgewohnheiten von zehn Kandidaten unter die
Lupe nimmt. Die gebürtige Schottin ist eine gefragte Referentin für Vor-
träge und Seminare. Sie leitet die Londoner »McKeith-Klinik«, in der sie
Hollywoodstars, hochrangige Politiker und prominente Sportler betreut.

# Gillian McKeith

# Das Wohlfühl-programm

Iss dich schlank und gesund!

Aus dem Englischen
von Imke Brodersen

Mosaik bei
**GOLDMANN**

Die Ratschläge in diesem Buch wurden von der Autorin und vom Verlag sorgfältig
erwogen und geprüft, dennoch kann eine Garantie nicht übernommen werden.
Eine Haftung der Autorin bzw. des Verlags und seiner Beauftragten für Personen-,
Sach- und Vermögensschäden ist ausgeschlossen.

Jegliche Ernährungsumstellung sollte vorher mit einem Arzt besprochen werden,
dies gilt ganz besonders für Schwangere, Kranke, ältere Menschen sowie Kinder und
Jugendliche unter 16 Jahren.

Dr. Gillian McKeith hat keine klassische Ausbildung zur Ärztin absolviert, ihren
Doktortitel erwarb sie auf dem Gebiet der Ernährungswissenschaften am American
Holistic College of Nutrition (USA), auch bekannt als Clayton College. Sie ist Mit-
glied des Postgraduiertenkollegs am Centre for Nutrition Education (GB).

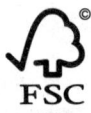

**FSC**

**Mix**
Produktgruppe aus vorbildlich
bewirtschafteten Wäldern und
anderen kontrollierten Herkünften

Zert.-Nr. SGS-COC-1940
www.fsc.org
© 1996 Forest Stewardship Council

Verlagsgruppe Random House FSC-DEU-0100
Das für dieses Buch verwendete FSC-zertifizierte Papier *Munken Print*
liefert Arctic Paper Munkedals AB, Schweden.


1. Auflage
Deutsche Erstausgabe Juli 2009
© 2009 der deutschsprachigen Ausgabe
Wilhelm Goldmann Verlag, München,
in der Verlagsgruppe Random House GmbH
© 2006 der englischsprachigen Originalausgabe:
Text Copyright © Dr. Gillian McKeith, 2006
Portrait photography copyright © Colin Bell, 2006
Food photography copyright © Benoît Audureau, 2006
First published in the United Kingdom by Penguin Books Ltd, 2006
The moral rights of the author have been asserted
Originaltitel: Dr. Gillian McKeith's Ultimate Health Plan
Originalverlag: Penguin Books Ltd.
Umschlaggestaltung: Uno Werbeagentur, München
Umschlagfoto: Fine Pic, München
Redaktion: Ruth Wiebusch
Satz: Barbara Rabus
Druck und Bindung: GGP Media GmbH, Pößneck
CH · Herstellung: IH
Printed in Germany
ISBN 978-3-442-17072-2

www.mosaik-goldmann.de

# Inhalt

# Einleitung

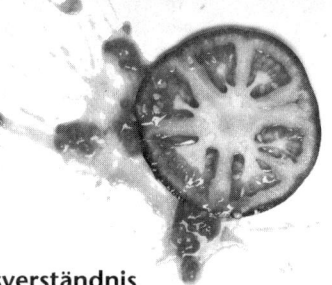

*Tag 1:* **Ein völlig neues Gesundheitsverständnis**

Dieses Buch soll Ihnen ein völlig neues Verständnis für Gesundheit und umfassendes Wohlbefinden auf allen Ebenen vermitteln – körperlich, emotional und spirituell. Deshalb gehen wir tiefer und weiter als in jedem anderen meiner Bücher. Vorher jedoch möchte ich Ihnen meinen Ausgangspunkt erklären. Ich möchte Ihnen das Gefühl geben, dass Sie mich kennen, und – was noch wichtiger ist – ich möchte, dass Sie sich selbst besser kennen lernen. Die folgenden Seiten sind die Essenz aus jahrelanger Arbeit mit meinen Klienten. Ich habe sie so aufbereitet, dass Sie alles sofort in die Praxis umsetzen können.

Um erfolgreich zu sein, werden Sie lernen, wie Sie alle Bereiche Ihres Lebens selbst im Blick haben können: Ernährung, Lebensweise, Grundeinstellungen und Gefühle. Wir gehen dazu genau so vor, wie ich es mit meinen Klienten mache. Dieses Buch ist ein echtes Arbeitsbuch für Sie – Sie werden damit Ihr eigener Berater.

Zuvor aber möchte ich eine Geschichte erzählen, die auf den Punkt bringt, worum es mir geht! Wer mich kennt, weiß, wie verrückt ich nach meinen Mango-Smoothies bin. Ich liebe sie einfach, weil sie so rundum gesund sind. Ich kann sie mit noch mehr Obst, Mineralstoffen oder Vitaminen anreichern, und sie schmecken immer köstlich. Deshalb trinke ich jeden Morgen meinen Smoothie.

Mein Bruder behauptet, ich wäre davon besessen. Ich hingegen sehe mich als leidenschaftliche Kämpferin für meine Smoothies und Ihre Gesundheit. Ich weiß, dass umfassende Gesundheit nur mit aktivem Einsatz und echter Hingabe zu erreichen ist. Aber zurück zu meiner Geschichte:

Vor ein paar Jahren sollte ich auf einer Tagung von Heilpraktikern und Ärzten in Sofia ein Grußwort sprechen. Am Vorabend meiner Abreise bereitete ich fünf Flaschen Mango-Smoothie zu. Nachdem ich mein Hotelzimmer bezogen hatte, griff ich nach einer Smoothie-Flasche. Ich schraubte den Deckel auf und bemerkte bei der letzten Windung, dass sich in der Flasche Druck aufgebaut hatte. Dann kam ein lautes Plopp, als der Deckel sich löste und wie eine Rakete nach oben schoss. So etwas hatte ich noch nie erlebt und werde es wohl auch nie wieder sehen. Ein sämiger Trunk aus vier fein pürierten, reifen Mangos, drei großen Bananen und zwei Pfirsichen hatte sich explosionsartig über mein Zimmer ergossen. Decke, Wände, Vorhänge, Bettzeug und meine Kleider waren mit Mangopüree bespritzt.

Ich war fassungslos. Man liest immer wieder, wie Rocksänger oder Heavy Metal Bands ihr Hotelzimmer verwüsten. Aber wer hätte je gehört, dass eine schottische Ernährungsexpertin mit eigener Fernsehserie ein Zimmer mit Mangomatsch überzieht? Da dämmerte es mir. Ich begriff, dass ein Mensch, der fast zweitausend Meilen reist und dabei fünf Flaschen Mango-Smoothie mitnimmt, es wirklich ernst meinen muss mit gesunder Ernährung. So etwas tut man nur, wenn man für wahre Gesundheit bis ans Ende der Welt geht.

Natürlich möchte ich Sie keinesfalls dazu animieren, Mango-Smoothies explodieren zu lassen. Aber ich wünsche mir, dass Sie genau diese Entschlossenheit und Begeisterung für Ihre Gesundheit entwickeln. Sie ist zum Greifen nahe. Sie müssen nur lernen, wie man den Knoten platzen lässt. Ich zeige Ihnen, wie Sie Ihre Bedürfnisse entdecken, sich eigene Ziele setzen und sie auch erreichen. Dieses Buch ist wie eine Landkarte. Sobald Sie den Weg kennen, ist der Rest ganz einfach. Legen Sie den Schalter um, und entdecken Sie, wie man einfach gut isst, sich gut fühlt und dabei blendend aussieht.

Dieses Buch zeigt Ihnen den Weg zu einem neuen Ich, einem neuen Körper, neuen Rezepten, neuen Zellen, neuen Überzeugungen und einer neuen Liebe und Wertschätzung Ihres Selbst. Damit kann Ihre natürliche Energie ultimative Gesundheit und wirkliches Glück für Sie schaffen. Und falls Sie doch einmal auf den verrückten Gedanken kommen, mit unter Druck stehenden Fruchtshakes voller wichtiger Nährstoffe um die halbe Welt zu reisen – dann tun Sie's einfach, und lachen Sie anschließend Tränen.

Ich wünsche Ihnen Liebe und Licht

*Gillian*

Gillian McKeith (PhD)
www.drgillianmckeith.com

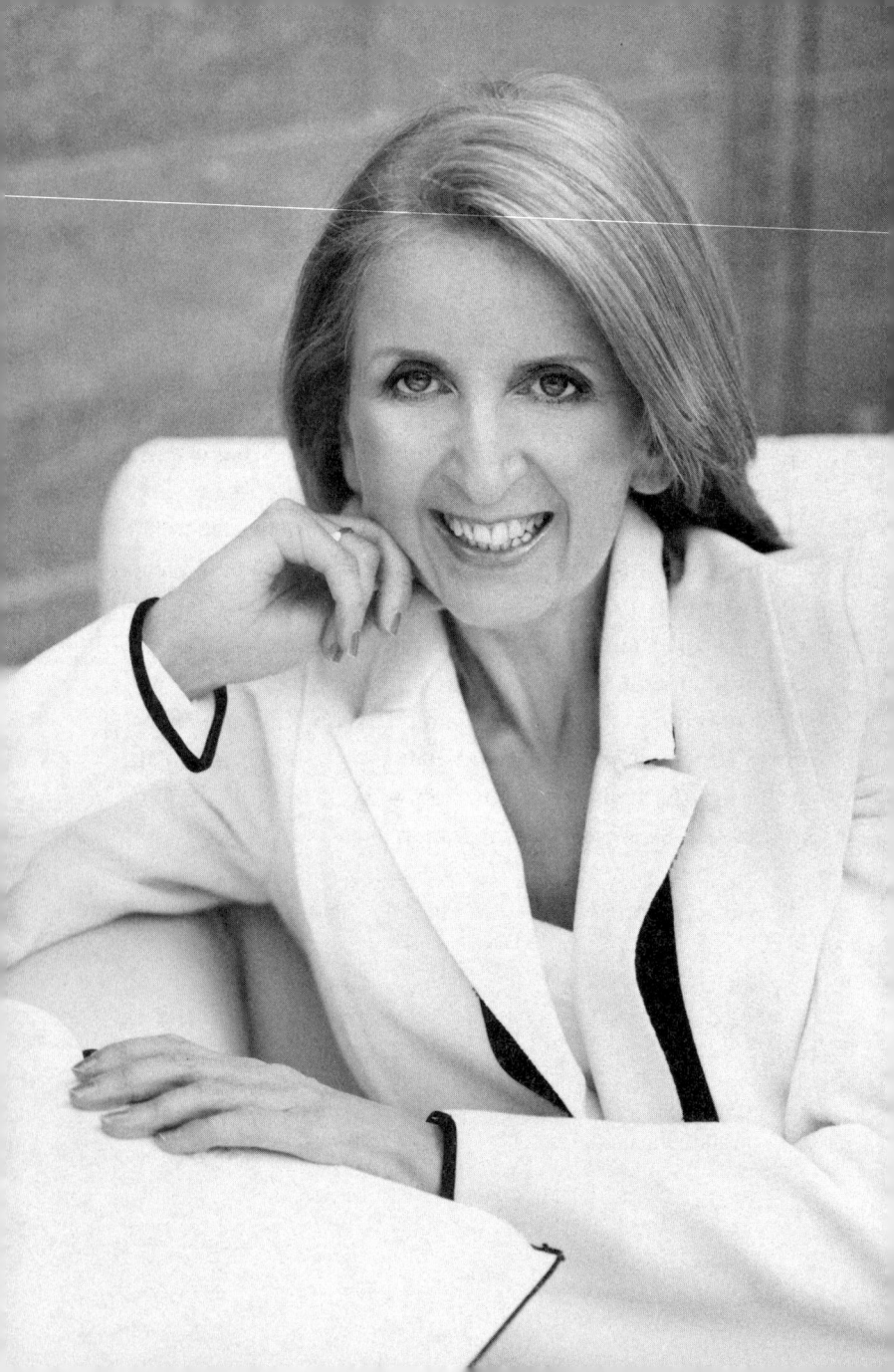

# Der Weckruf

# Das Ernährungstagebuch

Viele Menschen glauben, dass sie sich gut ernähren, auch wenn das eigentlich gar nicht stimmt. Finden Sie, dass Sie richtig gesund essen? Dann prüfen Sie doch mal, ob bei diesem typischen Dialog zwischen einer neuen Klientin und mir bei Ihnen etwas klingelt. Der klingt nämlich so:

*Gillian:* Guten Tag, schön, dass Sie da sind!

*Klientin:* Ja, ich freue mich, dass es geklappt hat.

*Gillian:* Fangen wir mit Ihrer Ernährung an. Ernähren Sie sich gesund?

*Klientin:* Eigentlich schon.

*Gillian:* Und wie geht es Ihnen?

*Klientin:* Ich habe Blähungen und bin immer so müde und ohne jede Energie. Ich werde leicht zappelig, habe Kopfschmerzen und Heißhunger auf Süßes. Dazu kommen Stimmungsschwankungen und Stress. Und ich schlafe schlecht. Ich fühle mich einfach nicht richtig gesund.

*Gillian:* Hm. Wie schätzen Sie denn Ihre Ernährung ein?

*Klientin:* Also, ich finde sie ganz okay. Natürlich gibt es den einen oder anderen Ausrutscher – das geht ja jedem so.

*Gillian:* Können Sie mir da ein Beispiel nennen?

*Klientin:* Ich esse ganz gern mal Schokolade.

*Gillian:* Wie viel Schokolade?

*Klientin:* Nicht viel.

*Gillian:* Jetzt reden wir mal Klartext. Seien Sie ehrlich. Ich möchte wissen, wie viel Schokolade Sie pro Tag zu sich nehmen.

*Klientin:* Durchschnittlich zwei Schokoriegel, außer wenn ich so einen richtigen Heißhunger darauf habe, besonders während meiner Periode. Dann kann es auch mehr werden.

*Gillian:* Darf ich bitte mal Ihr Ernährungstagebuch sehen?

*Klientin:* Natürlich. Aber das ist keine normale Woche. Ich esse wirklich nicht so viel Schokolade. Diese Woche war eine echte Ausnahme!

Als ich das Ernährungstagebuch prüfe, bin ich schockiert, wie viel Schokolade diese Frau jeden Tag isst. Kein Wunder, dass es ihr schlecht geht. Aber sie hat den wichtigen ersten Schritt zu einer positiven Veränderung getan. Nun wird sie bald wissen, wie gut sich ein Leben ohne Kopfschmerzen und Heißhungerattacken anfühlt.

Es geht mir gerade darum, dass viele Menschen, denen ich zum ersten Mal begegne, mir erklären, dass sie sich gesund ernähren. Die meisten glauben (oder behaupten), dass sie gut essen. Diese Antwort kommt ganz automatisch. Bei näherem Hinsehen stelle ich jedoch oft fest, dass ihre Ernährungsweise doch nicht so gesund ist. Dann stoße ich irgendwann auf die Wahrheit, die in der Praxis oft nicht mehr viel mit der ersten Aussage »Ich ernähre mich gesund« zu tun hat.

## Sieben-Tage-Ernährungstagebuch

Bitte seien Sie die nächsten sieben Tage absolut aufrichtig zu sich selbst. Schreiben Sie alles, was Sie zu sich nehmen, in ein Notizbuch. Und damit meine ich *alles bis auf den letzten Krümel*. Lassen Sie nichts aus. Das tägliche Notieren aller Speisen und Getränke wird Ihnen helfen, sich einen Überblick über Ihre unbewussten Ernährungsentscheidungen zu verschaffen. Ungesundes Essen ist meist eine gewohnheitsmäßige, gedankenlose Reaktion auf zahlreiche Reize, die nur selten mit Hunger zu tun haben. Wenn Sie aufschreiben, was Sie gerade tun und wie es Ihnen dabei geht, geben Sie sich selbst die Möglichkeit, eine Gewohnheit in eine bewusste Entscheidung zu verwandeln. Dadurch können Sie Ihre persönlichen Ziele benennen, aber auch den Weg dorthin.

Ein umfassendes Bild von Ihnen selbst und Ihrer Ernährung hilft Ihnen dabei, endlich Ihre Ernährungsgewohnheiten und deren Einfluss auf Ihr Leben zu verstehen, auf Ihr Energieniveau, Ihr Gewicht und Ihre Gesundheit. Deshalb möchte ich, dass Sie alles aufschreiben, vom Aufstehen bis zum Schlafengehen. Anfangs erscheint das sicher sehr lästig, doch Sie werden sich schnell daran gewöhnen. Fangen Sie einfach an!

### Keine halben Sachen

Mogeln gilt nicht! Wenn Sie jeden Abend einen Schokoriegel verdrücken – schreiben Sie es auf. Wenn die Schokolade nicht auf der Liste auftaucht, haben Sie sie ja trotzdem gegessen!

Schreiben Sie die Marken und die Zubereitungsart (Braten, Dämpfen, Grillen, Backen) der Dinge auf, die Sie essen und trinken. Wichtig ist auch, ob Sie frische oder abgepackte Lebensmittel verwenden, sie in der Mikrowelle zubereiten oder ungekocht essen. Seien Sie so genau wie möglich. Dazu gehört auch der Löffel Zucker für den Tee, ob Sie Kräutertee oder Schwarztee trinken, ob Sie Ihre Gerichte salzen, wie viel Wasser Sie zu sich nehmen und ob es stilles Wasser oder mit Kohlensäure versetzt ist. Je genauer Sie vorgehen, desto umfassender wird das Bild.

## Bewegung

Außerdem möchte ich, dass Sie notieren, wie viel Sie sich bewegen – ob Spazierengehen, körperliche Arbeit oder die Gymnastikstunde. Schreiben Sie genau auf, was Sie tun und wie lange.

## Schlaf

Beobachten Sie Ihren Schlafrhythmus. Wann gehen Sie ins Bett? Wie lange brauchen Sie zum Einschlafen, und wie lange schlafen Sie ungestört durch? Sind Sie morgens frisch und ausgeruht, oder fühlen Sie sich wie gerädert?

## Essen und Stimmungslage

Nicht zu vergessen ist die Frage, wie es Ihnen jeweils vor dem Essen oder Trinken geht. Sind Sie voller Energie, müde oder unruhig? Oder geht es Ihnen einfach gut? Schreiben Sie es nur *dann* auf, wie es Ihnen hinterher geht, wenn es einen Unterschied macht. Vielleicht gibt es keinen Unterschied. Das ist völlig in Ordnung. Ob gut oder schlecht – schreiben Sie es auf. Folgende Fragen helfen dabei:

1. Wie hungrig sind Sie vor dem Essen? Haben Sie wirklich Hunger?

2. Wie geht es Ihnen körperlich? Haben Sie beispielsweise Kopfschmerzen, sind Sie zittrig oder müde? Wenn es Ihnen gut geht, schreiben Sie nichts hin.

3. Wie geht es Ihnen gefühlsmäßig? Empfinden Sie Stress oder Langeweile, sind Sie apathisch oder glücklich? Regen Sie sich beim Essen über etwas auf? Hatten Sie vor dem Essen mit jemandem Streit?

4. Überlegen Sie, wie es Ihnen hinterher geht. Sind Sie zufrieden oder immer noch hungrig? Verändern sich die Emotionen, oder gibt es körperliche Veränderungen? Fühlen Sie sich schlapper, oder haben Sie mehr Energie? Suchen Sie nicht lange nach etwas, das nicht da ist. Sie sollen nur aufschreiben, ob Sie körperliche oder gefühlsmäßige Veränderungen bemerken.

# Das Gillian-McKeith-Ernährungsprotokoll

Ich gelobe, absolut ehrlich, genau und wahrheitsgetreu alles aufzuschreiben, was ich die nächsten sieben Tage esse und trinke.

*Unterschrift:* .......................................................................................

**1.** Uhrzeit

**2.** Speisen und Getränke mit genauen Angaben zu Menge und eventuell Marke

**3.** Zubereitungsart

**4.** Wo und mit wem esse ich?

**5.** Stimmungen und Gefühle

**Beispiel: Freitag**

▶ **7 Uhr:** Tasse Schwarztee. Schlecht geschlafen. Geträumt, ich komme überall zu spät. Bin müde.

▶ **8 Uhr:** 150 g Nussjogurt mit Sahne und Zucker.

▶ **10 Uhr:** 1 Flasche Wasser.

▶ **13 Uhr:** Sandwich mit Hähnchenbrust und Salat, ohne Mayo. Kleine Tüte gesalzene Chips. 1 Apfel.

▶ **13.30 Uhr:** Tasse Schwarztee.

▶ **15 Uhr:** Bin müde. Mir reicht's. 1 Riegel Schokolade.

▶ **16 Uhr:** 1 Glas Wasser und 1 Tasse Pfefferminztee.

▶ **19 Uhr:** 1 Glas Wein mit einer Hand voll Oliven.

▶ **20 Uhr:** Abendessen: Schwertfisch mit Gemüse, danach Zitronenspeise mit frischen Himbeeren. Dazu noch 2 Gläser Wein.

▶ **23 Uhr:** Tasse Schwarztee, dann ins Bett.

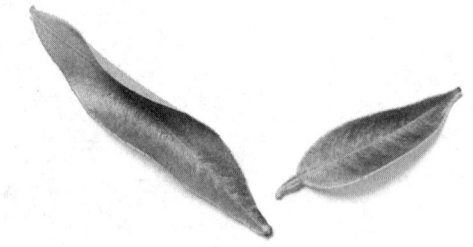

# Der Sammler

Einmal suchte mich ein Investment-Banker auf. Der Mann war ein bekennender Workaholic, für den der Tag nur aus Arbeit bestand. Nicht einmal zum Essen verließ er das Büro, sondern nahm Frühstück, Mittag- und Abendessen am Schreibtisch ein. Selbst beim Essen telefonierte er und machte große Geschäfte.

Als wir den Termin für sein Gespräch vereinbarten, bat ich ihn, zu diesem Termin alle Verpackungen der letzten sieben Tage mitzubringen – von allem, was er im Laufe einer Woche gegessen und getrunken hatte. Tatsächlich schleppte er dann einen großen, zum Platzen vollen Müllsack in mein Büro.

Wir sahen den Verpackungsmüll gemeinsam durch. Schnell wurde klar, dass er die ganze Woche nichts wirklich Nahrhaftes gegessen hatte. Auf meinem Schreibtisch türmte sich das Einwickelpapier von Schokolade, Bonbons und Kaugummi, dazu kamen zuckerhaltige Getränke (dutzendweise!) und ein paar fettige Schalen von gelieferten Fertiggerichten. Mein Klient lebte von Süßigkeiten.

Als wir diesen Berg aus Papier und Plastikmüll untersuchten, platzte der Banker heraus: »Ich weiß, dass das nicht gut für mich sein kann, aber was soll ich denn machen? Ich habe einfach keine Zeit.«

Ausrede Nummer 1 war über seine Lippen gekommen. Diese Ausrede höre ich ständig. Keine Zeit wofür? Zum Essen? Zum achtsamen Umgang mit sich selbst? Zum Leben?

Es stellte sich heraus, dass sein Arzt ihm erklärt hatte, dass er eine wandelnde Zeitbombe sei und geradewegs auf Diabetes Typ II zusteuerte. Mein Klient fühlte sich ständig erschöpft, hatte zwanzig Kilo Übergewicht und litt unter Kopfschmerzen. Zudem unterliefen ihm bei der Arbeit kostspielige Fehler. Für ihn war dieser Moment der Erkenntnis der erste Schritt zu einem neuen Wohlbefinden: Zum ersten Mal musste er sich eingestehen, dass er seinen Körper zwang, von nährstoffarmer Ersatznahrung, Chemie und Zusatzstoffen zu existieren.

### Sammeln Sie!

Zusätzlich zu Ihrem Ernährungstagebuch sollten auch Sie eine Woche lang Verpackungen sammeln. Heben Sie sieben Tage lang von allen gesunden oder ungesunden Speisen und Getränken die Verpackung auf. Packen Sie alles in eine große Kiste oder Tüte.

Wenn Sie Dienstagabend eine Fertigmahlzeit in der Mikrowelle aufwärmen, heben Sie den Umkarton mit den Inhaltsstoffen auf. Das Gleiche gilt für die Fertigpizza und sämtliche Tüten und Kartons, die zum Essen gehören. Bei frischen Zutaten schreiben Sie auf, woher diese Zutaten stammen. Wenn Sie also drei frische Möhren verwenden, schreiben Sie diese Information auf einen Zettel und legen ihn in die Tüte mit den Flaschen und Verpackungen. Falls es Biomöhren waren, wird auch das auf dem Zettel vermerkt. So haben Sie nach sieben Tagen eine ganz ordentliche Sammlung.

## Warum soll ich sammeln?

Mit Hilfe der Sammlung werden Sie

**1.** sehen, was Sie Ihrem Körper tatsächlich zuführen,

**2.** lernen, die Listen mit den Inhaltsstoffen zu lesen,

**3.** analysieren, was in Ihren Mahlzeiten steckt, und

**4.** erkennen, wie viel Frischkost Sie im Verhältnis zu vorgefertigter Nahrung essen.

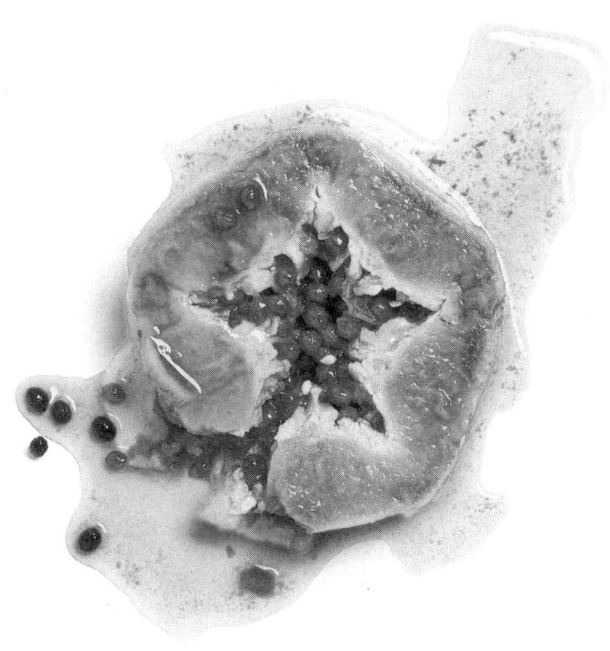

# Der Tag der Abrechnung

Nach Ablauf der sieben Tage setzen Sie sich mit Ihren Verpackungen hin und schauen alles genau durch. Vielleicht erleben Sie eine Überraschung – oder Sie sind entsetzt. Auf jeden Fall ist es eine ausgezeichnete Visualisierung, die Ihnen klar macht, wie es wirklich um Ihre Ernährungsweise bestellt ist.

## Die Liste der Inhaltsstoffe

Die Inhaltsstoffe sind eine zuverlässige, genaue und benutzerfreundliche Quelle für wertvolle Informationen zum Nährwert eines Produkts. Wenn Sie die Inhaltsstoffe lesen und vergleichen, können Sie ungünstige Zusammensetzungen und Zusatzstoffe meiden. Wissen ist Macht, denn es ermöglicht eine bewusste Entscheidung.

### Was verrät mir die Liste der Inhaltsstoffe?

Die Inhaltsstoffe sind nach Gewicht in absteigender Reihenfolge aufgeführt und umfassen auch Farbstoffe, Konservierungsstoffe, Nahrungsergänzungsmittel und Fett- und Zuckerzusätze. Wenn Zucker beispielsweise an erster Stelle steht, wissen Sie, dass dieses Nahrungsmittel einen hohen Zuckergehalt hat.

## Was ist mit den Zusatzstoffen?

Es gibt mittlerweile über 14 000 chemische Zusatzstoffe, die unserer Nahrung beigefügt werden. Der menschliche Körper ist jedoch nicht dazu geschaffen, so viele Chemikalien und Zusatzstoffe abzubauen. Machen Sie sich bewusst, welche chemischen Stoffe Sie mit der Nahrung zu sich nehmen. Manche Zusatzstoffe stehen im Verdacht, eine Vielzahl an Gesundheitsproblemen wie Kopfschmerzen, Müdigkeit und Allergien hervorzurufen.

### *Besonders kritische Zusatzstoffe – die Top 10:*

► Acesulfam (E 950)

► Künstliche Farbstoffe

► Aspartam (E 951)

► Butylhydroxyanisol (BHA, E 320)

► Butylhydroxytoluol (BHT, E 321)

► Koffein

► Natriumglutamat (E 621)

► Nitrit und Nitrat

► Sulfite

► Tartrazin (E 102)

Sobald Sie für die Liste der Inhaltsstoffe ein spezielles Lexikon brauchen, sollten Sie auf dieses Lebensmittel vielleicht lieber verzichten.

## Werbeslogans

Manchmal stehen auf den Packungen Aussagen wie »fett- und cholesterinarm« oder »mit Eisen versetzt«. Solche Behauptungen sind nicht unproblematisch.

### *Was bedeutet »versetzt«?*

»Versetzt« heißt, dass ein Nährstoff zugesetzt wurde, der natürlicherweise nicht in diesem Nahrungsmittel vorkommt. Natürliche Nahrung enthält eine Vielzahl an Nährstoffen, die der menschliche Körper sofort erkennt und daher leicht verdauen kann. Die unzähligen Nährstoffe und sekundären Pflanzenstoffe in natürlicher Nahrung harmonieren perfekt miteinander. Wenn Nahrung mit Zusatzstoffen versetzt ist, enthält sie oft isolierte Nährstoffe, die viele Menschen nicht in ausreichendem Maße zu sich nehmen. Das Problem ist, dass bei separater Zufuhr das natürliche Zusammenspiel der Nährstoffe verloren geht.

Ein Beispiel dafür sind Lebensmittel, die mit Kalzium versetzt werden. Man verwendet hierfür oft Kalziumkarbonat. Diese Verbindung kann der Körper schlecht verwerten. Darum kann es zu Kalziumablagerungen kommen, die schließlich sogar gesundheitliche Probleme hervorrufen können. An der Kalziumverwertung sind Magnesium, Vitamin D, Bor, Faserstoffe und das Verhältnis anderer Mineralstoffe zu Kalzium beteiligt. Dieses Gleichgewicht gerät durch Kalziumzusätze in Nahrungsmitteln leicht in Schieflage. So hat die Natur es nicht vorgesehen.

### Was bedeutet »angereichert«?

Ein gutes Beispiel ist Reis. Ich höre unablässig, wie gern die Leute weißen Reis mögen. Aber der Unterschied zwischen Naturreis und weißem Reis liegt nicht nur in der Farbe. Das Mahlen und Polieren, das Naturreis in polierten, weißen Reis verwandelt, zerstört dabei etwa zwei Drittel des Vitamins B3, 80 Prozent des Vitamins B1, 90 Prozent des Vitamins B6, die Hälfte des Mangans, die Hälfte des Phosphors, 60 Prozent des Eisens sowie alle pflanzlichen Faserstoffe und essenziellen Fettsäuren. Der weiße Reis, der übrig bleibt, ist raffinierte Stärke, der ein Großteil der ursprünglichen, gesundheitsfördernden Nährstoffe fehlt. Deshalb werden manche Sorten Reis nach der Verarbeitung mit Vitamin B1, B3 und Eisen »angereichert«, doch dann liegen diese Nährstoffe nicht in derselben Form vor wie beim unverarbeiteten Reis, und mindestens elf Nährstoffe bleiben verloren.

### Möglichst wenig

Auf der Liste der Inhaltsstoffe stehen meist diejenigen an erster Stelle, von denen die meisten Menschen zu viel zu sich nehmen. Lesen Sie die Listen, und wählen Sie bewusst Nahrungsmittel mit:

▶ wenig Salz

▶ wenig Zucker

▶ wenig gesättigten Fetten

## Salz

Der Körper braucht Salz zur Regulierung der Körperflüssigkeiten und, damit die Zellen Nährstoffe aufnehmen können. Aber wir brauchen nur winzige Mengen. Die empfohlene Obergrenze liegt bei sechs Gramm Salz pro Tag. Salz verbirgt sich schon vor dem Nachsalzen in sehr vielen Speisen. Achten Sie darauf, dass Sie möglichst ungesalzene Lebensmittel verwenden. Beim Kochen kann man auch mit getrockneten und frischen Kräutern wunderbar würzen.

Auch das Stichwort »Natrium« ist ein Hinweis auf Salz, denn ein Gramm Natrium entspricht etwa 2,5 Gramm Salz. Tafelsalz besteht zu 40 Prozent aus Natrium. Am besten verzichten Sie ganz darauf, denn zu viel Salz kann den Blutdruck erhöhen, was wiederum das Risiko für Herzinfarkt, Schlaganfall oder Nierenprobleme begünstigt.

## Zuckersüchtig

Die verschiedenen Zuckerarten sind Kohlenhydrate, die von Natur aus pflanzlich sind und besonders in Früchten vorkommen. Zuckerzusätze sind einem Lebensmittel nachträglich bei der Verarbeitung oder Zubereitung hinzugefügt worden. Nahrungsmittel mit Zuckerzusätzen liefern zwar Kalorien, jedoch oft nicht viele Vitamine und Mineralien. Zu diesen Nahrungsmitteln gehören insbesondere süße Getränke, Kuchen, Kekse, Torten, Eis, Süßigkeiten, Schokolade, viele Fertigmahlzeiten und Dosenfrüchte. Wer zu viel davon zu sich nimmt, legt leicht an Gewicht zu oder isst nicht ausreichend nahrhaftere Lebensmittel.

Zuckerzusätze verstecken sich oft hinter Bezeichnungen, die nicht so leicht als Zucker zu identifizieren sind. Hier eine Liste mit einigen solcher Zusätze. Wenn einer dieser Begriffe in der Zutatenliste ganz vorne steht, enthält das Lebensmittel wahrscheinlich reichlich zugesetzten Zucker.

▶ Brauner Zucker          ▶ Laktose

▶ Dextrose               ▶ Maissirup

▶ Fruktose               ▶ Malzsirup

▶ Fruktose-Glukose-Sirup  ▶ Rohrohrzucker

▶ Glukose                ▶ Saccharose

▶ Glukose-Fruktose-Sirup  ▶ Zuckersirup

▶ Invertzucker

**Das Fettproblem**

Manche Fette sind sehr gesund, besonders die so genannten »essenziellen Fettsäuren«, die der Körper dringend braucht. Meist ist jedoch nicht angegeben, ob der Gesamtfettgehalt aus gesunden oder ungesunden Fetten besteht. Deshalb sollten Sie Ihren Bedarf an gutem Fett aus Avocados, Nüssen, Kernen und Fisch decken.

▶ *Ungesunde Fette* sind schwer verdaulich und können eine Gewichtszunahme bewirken. Gesättigte Fette, die häufig bei der industriellen Verarbeitung entstehen, erhöhen den Cholesterinspiegel und das Risiko für eine Herzerkrankung. Haben Sie diese Fette auf der Zutatenliste besonders im Blick.

▶ **Gesättigte Fette** sind bei Zimmertemperatur fest (Butter, Schmalz). Sie kommen vor allem in Fleisch, Eiern und Milchprodukten vor, aber auch in harter und weicher Margarine, Bratfett, Kuchen, Keksen, pikanten Zwischenmahlzeiten und anderen vorgefertigten Lebensmitteln, Süßigkeiten und Schokolade.

▶ **Transfette** – der böse Zwilling der gesättigten Fette – entstehen, wenn pflanzliche Fette oder Fischöl *hydrogenisiert* werden, um sie zu Margarine oder Bratfett zu verarbeiten. Wie die gesättigten Fette tierischer Herkunft verhindern sie die Umwandlung essenzieller Fettsäuren. Forscher haben herausgefunden, dass Transfette noch ungesünder sein können als gesättigte Fette, weil sie nicht nur den Anteil unerwünschten Cholesterins im Blut erhöhen, sondern gleichzeitig die gesunden Blutfette senken. Fettarme Aufstriche enthalten häufig hydrogenisierte oder teilweise hydrogenisierte Fette.

▶ Vorsicht übrigens auch vor **fettarmen oder fettreduzierten** Lebensmitteln. Sie enthalten oft viel Zucker, um den Geschmacksverlust durch die fehlenden Fette zu überspielen. Wenn der Körper diesen Zucker nicht als Energielieferanten verbraucht, wird er gern in Fett umgewandelt und eingelagert. Wenn »fettarm« gleichbedeutend ist mit »zuckerreich«, ist daher nichts gewonnen.

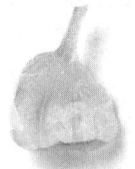

# Ihr Ernährungsprofil

Nehmen Sie nun Ihr Ernährungstagebuch und die gesammelten
Verpackungen zur Hand, und
erstellen Sie Ihr persönliches
Ernährungsprofil. Die einzelnen
Schritte sind auf den folgenden
Seiten erläutert. Überprüfen Sie
die gegenwärtige Situation, und
schreiben Sie auf, was Sie an den
einzelnen Aspekten Ihrer Ernährung verändern möchten. Das sind dann Ihre Ziele.

**1** **Prozentualer Anteil frischer und verarbeiteter Lebensmittel:** Zuerst sehen Sie sich an, wie viel frische und wie
viel verarbeitete Lebensmittel Sie zu sich nehmen. Ist das Verhältnis etwa hälftig, oder eher in Richtung 75 Prozent vorge-
fertigte Lebensmittel und 25 Prozent frische? Schon ein paar
mehr Mahlzeiten aus frischen Lebensmitteln sind ein guter
Ansatz. Verarbeitete oder verfeinerte Speisen enthalten für gewöhnlich viel Zucker, Salz, gesättigte Fette, Transfette, Le-
bensmittelzusätze, Geschmacksverstärker und Konservierungsstoffe, dafür jedoch wenig Nährstoffe. Das alles ist nicht
gut für Sie. Gesunde, frische Nahrung hingegen liefert reichlich notwendige Nährstoffe.

**2** **Bekommen Sie Ihre fünf Portionen Gemüse pro Tag?** Gemüse enthält enorm viele Nährstoffe. Es ist eine unverzichtbare Quelle für antioxidative Stoffe, Vitamine, Mineralstoffe und sekundäre Pflanzenstoffe, die unsere Gesundheit fördern und die körpereigene Abwehr gegen alle möglichen Krankheiten verbessern. Zugleich senken sie das Risiko für Diabetes, Herzinfarkt und Krebs. Gemüse unterstützt aber auch die Verdauung und – durch seinen Fasergehalt – die Ausscheidung von Toxinen und Schlacken. Deshalb lautet die Frage: Bekommen Sie genug Gemüse?

**3** **Essen Sie jeden Tag das Gleiche?** Wenn ich zum ersten Mal ein neues Ernährungstagebuch sehe, fällt mir oft die Eintönigkeit auf. Viele Menschen essen tagein, tagaus immer dasselbe. Auch wer sich gesund ernährt, sollte nicht jeden Tag das Gleiche essen. Wer Haferflocken mag, braucht sie nicht sieben Mal pro Woche zum Frühstück. Wenn wir dem Körper ständig dasselbe vorsetzen, kommt es leicht zu Unverträglichkeiten. Besser ist daher ein Wechsel im Drei-Tage-Rhythmus: Wenn es Montag früh Haferflocken gibt, essen Sie Dienstag und Mittwoch etwas anderes und erst am Donnerstag wieder Haferflocken.

**4** **Kochen Sie meistens selbst?** Wie oft bringen Sie sich etwas mit, lassen Essen liefern oder greifen zu Fertiggerichten? In vielem davon verstecken sich jede Menge Salz, Zucker, Farbstoffe, Zusatzstoffe, gehärtetes Pflanzenöl und anderes, was Ihnen schadet. Außerdem verliert Fertigkost durch die

Verarbeitung viele gesunde Nährstoffe, so dass man zwar satt wird, aber dennoch Mangel leidet. Essen Sie so etwas nicht mehr! Junk Food ist ein Frontalangriff auf den eigenen Körper, der die Giftbelastung erhöht und Übergewicht, Herzinfarkt und andere Gesundheitsprobleme begünstigt.

**5** **Sind Sie zuckersüchtig?** Gehört zu jeder Ihrer Mahlzeiten, in jeden Tee und in jeden Kaffee etwas Zucker? Versteckt er sich in den Frühstücksflocken, und fügen Sie noch mehr hinzu? Trinken Sie viel süße Limo? Wenn Sie sich gut fühlen möchten und Gewicht abbauen wollen, müssen Sie weniger Zucker, Süßstoffe und gezuckerte Speisen verzehren. Haushaltszucker enthält nur leere Kalorien, die sofort ins Blut gehen. Das führt zu starken Schwankungen des Blutzuckers und des Energiespiegels. Stillen Sie Ihren Süßhunger lieber mit Fruchtsaft oder frischem Obst.

**6** **Sind Sie auf Salz gepolt?** Zu viel Salz im Essen kann das Gleichgewicht zwischen Natrium und Kalium im Körper stören, den Blutdruck in die Höhe treiben und das Herz belasten. Auch Flüssigkeitseinlagerungen und Nierensteine können mit der Salzaufnahme in Verbindung stehen. Die Hauptquellen für die Natriumaufnahme sind Tafelsalz, Kochsalz, Soßen und Fertigkost. Meiden Sie Salzgebäck, eingelegtes Fleisch und Geräuchertes, worin sich meist viel Salz versteckt. Zum Würzen eignen sich Kräuter und Gewürze, mit denen Sie experimentieren können. Wenn Sie doch einmal ein bisschen salzen möchten, sollten Sie nur Meersalz verwenden.

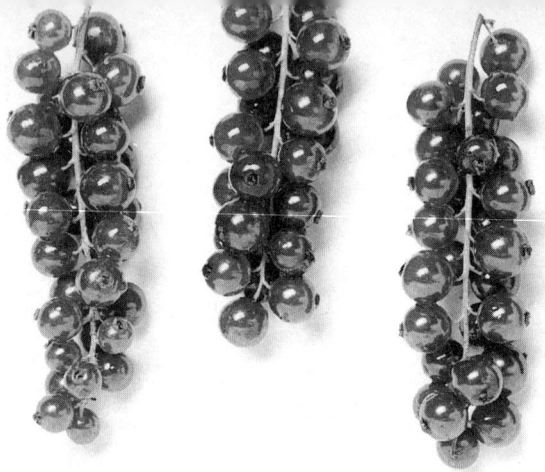

**7** **Essen Sie ausreichend frisches Obst und Gemüse?** Es ist wichtig, jeden Tag Rohkost zu sich zu nehmen, weil es uns so viel besser geht, wenn wir reichlich frisches Obst und Gemüse bekommen. Gehört bei Ihnen zu jeder Mahlzeit etwas Rohkost? Wenn nicht, können Sie das ganz leicht verbessern:

▶ Morgens gibt es Smoothies aus frischem Obst.

▶ Machen Sie mal wieder Obstsalat.

▶ Ein Stück Obst ist eine gute Zwischenmahlzeit.

▶ Würzen Sie Salate mit Sprossen, zum Beispiel Alfalfa.

▶ Zu jeder gekochten Mahlzeit gehören ein paar Blätter rohes Gemüse oder Salat.

▶ In den Wintermonaten, wo man mehr Suppen und Schmorgerichte isst, gibt man kurz vor dem Servieren reichlich frische Kräuter und etwas frisches Gemüse hinzu.

▶ Wenn es draußen wärmer ist, wird der Rohkostanteil erhöht, möglichst auf mindestens die Hälfte der Hauptmahlzeit.

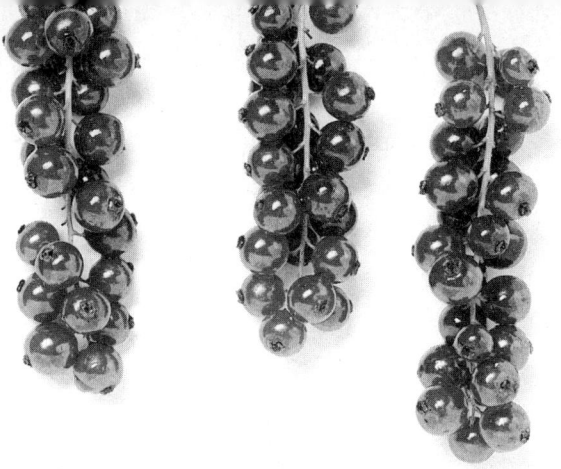

**8** Nehmen Sie zu viel Weizen zu sich? Essen Sie jeden Morgen weiße Brötchen, zwischendurch Sandwiches, Baguette zum Mittagessen und abends einen Käsetoast? Weizen enthält Gluten, das bei manchen Menschen Verdauungsprobleme auslöst und bei anderen den Stoffwechsel beeinträchtigen kann. Wenn Sie abnehmen möchten, sollten Sie eine Zeit lang auf Weizen verzichten. In eine gesunde, abwechslungsreiche Ernährung gehören auch andere Getreidesorten wie Naturreis, Gerste, Dinkel, Hirse, Amaranth, Quinoa und Roggen.

**9** Trinken Sie ausreichend Wasser? Der menschliche Körper besteht zu zwei Dritteln aus Wasser. Deshalb ist die Aufnahme und Verteilung von Wasser so wichtig für den Hormonhaushalt, die Ausscheidung von Abbauprodukten, die reguläre Zellfunktion und die Nährstoffaufnahme durch die Organe. Wer den Körper austrocknen lässt, leistet Übergewicht Vorschub. Sie brauchen täglich mindestens sechs bis acht Gläser Wasser.

**10** **Essen Sie zu viel Weißmehlprodukte?** Helle Nudeln, polierter Reis und Weißbrot sind stark verarbeitet. Sie enthalten kaum noch Nährstoffe und überschwemmen den Körper mit Zucker. Das bedeutet, dass einem kurzen Energieschub ein langer Energieabfall folgt. Streichen Sie Weißmehlprodukte!

**11** **Vergleichen Sie die Anteile an gesundem und ungesundem Fett:** Sie sollten versuchen, möglichst wenig gesättigte Fette und Transfette aus tierischen Lebensmitteln und Fertigprodukten zu sich zu nehmen. Stattdessen braucht der Körper essenzielle Fettsäuren, besonders Omega 3 und 6. Ohne ausreichend essenzielle Fettsäuren kann der Körper nicht die Hormone und Botenstoffe produzieren, die Sie brauchen, um gesund, zufrieden und schlank zu bleiben. Essen Sie also ausreichend Avocado, fetten Fisch, Olivenöl, Hanföl, Samen und Nüsse?

**12** **Verwenden Sie Kräuter und Gewürze?** Nicht zu scharfe Gewürze und Kräuter machen unser Essen schmackhaft und abwechslungsreich und haben zudem meist eine gesundheitsfördernde Wirkung. Begraben Sie Salz und Pfeffer, und werden Sie abenteuerlustiger!

**13** **Sind Sie koffeinabhängig?** Die Benzoesäure im Koffein ist giftig und hat eine entwässernde Wirkung. Zusätzlich wirkt das Koffein aus Kaffee, Schwarztee, Schokolade und koffeinhaltiger Limonade aufputschend. Es treibt Blutdruck und Blutzucker in die Höhe, doch danach folgt ein rascher Abfall, der eine wahre Achterbahn aus Stimmungsschwankungen, Müdigkeit, Konzentrationsschwierigkeiten, Kopfschmerzen und Ängsten auslöst. Obendrein treibt Koffein die Nebennieren bis zur Erschöpfung an, was zu einer Unausgewogenheit unserer Stresshormone führt. Eine gestörte Nebennierenfunktion begünstigt Fetteinlagerungen am Bauch und verstärkt das Gefühl, ausgelaugt zu sein. Insgesamt ist Koffein deshalb kein schneller Muntermacher, sondern macht auf Dauer nur vorzeitig müde, reizbar, inkontinent und alt. Trinken Sie besser Kräutertee.

**14** **Essen Sie Lebensmittel aus Bioanbau?** Wer den Körper weniger mit Giften belasten möchte, sollte zu Nahrungsmitteln aus organisch-biologischem Anbau greifen. Die Erzeugung von Biolebensmitteln ist je nach Marke unterschiedlich streng geregelt, grundsätzlich aber bedeutet sie einen Verzicht auf Chemikalien und Konservierungsstoffe. Viele Supermärkte verkaufen bereits Biokost. Wenn Sie dennoch schwer an Bioware herankommen oder sie Ihnen zu teuer ist, sollten Sie wenigstens hin und wieder dazu greifen. Auch wenn nur Ihr Obst und Gemüse biologisch erzeugt sind, tun Sie sich damit schon etwas Gutes.

**15** **Wie oft essen Sie rotes Fleisch?** Wie häufig essen Sie Fleisch und Wurst von Rind, Schwein, Lamm oder Wild? Wenn viel eiweißreiches, fettes, rotes Fleisch auf dem Speisezettel steht, belasten Sie Ihre Verdauung. Bestimmte

Nährstoffe werden im Übermaß verbraucht, die Nieren sind stark gefordert, es kommt zu Verdauungsproblemen und zu einer Vermehrung schädlicher Darmbakterien. In mehreren Studien wurde ein Zusammenhang zwischen hohem Verzehr von rotem Fleisch und der Entstehung von Nierensteinen, Darmerkrankungen, Herzproblemen und Verstopfung festgestellt. Mein *Wohlfühlprogramm* enthält kein rotes Fleisch, weil ich möchte, dass Sie Ihre Verdauung wieder optimal regulieren. Das heißt jedoch nicht, dass Sie nie mehr rotes Fleisch essen dürfen. Ich persönlich esse kein Fleisch, aber wenn Sie gelegentlich Fleisch mögen, ist das kein Problem. Es sollte jedoch hochwertiges, mageres Fleisch ohne Fettränder aus biologischer Tierhaltung sein. Dazu gibt es dann kurz gedämpftes grünes Gemüse und einen Blattsalat mit Sprossen.

**16** **Wo essen Sie?** Wenn Sie häufig auswärts essen, sollten Sie Restaurants wählen, die gute, gesunde, hochwertige Lebensmittel verarbeiten. Bei der Bestellung wählen Sie einfach die gesündere Variante, beispielsweise gegrillten Fisch statt gebratenem oder als Beilage keine Pommes Frites, sondern lieber Gemüse.

**17** **Sind Sie Vegetarier, aber Gemüsemuffel?** Das Fleisch zu streichen und stattdessen von Käsebrötchen, Chips und Kräuterbaguette zu leben, ist keine Lösung. Ich habe schon viele Vegetarier kennen gelernt, die sich keineswegs ausgewogen ernähren. Sie essen zwar kein Fleisch mehr, stattdessen aber jede Menge Salzgebäck und Fertigkost. Das ist auch nicht gesund! Wenn Sie vegetarisch essen möchten, dann machen Sie es richtig. Dazu müssen Sie sich aus der ganzen Vielfalt an Obst, Gemüse, Samen, Nüssen, Hülsenfrüchten, Getreide, Algen, Sprossen und möglicherweise Eiern und Fisch bedienen, je nachdem, was für ein Vegetarier sie sind. Eine ausgewogene, vegetarische Ernährung ist sehr gesund, und insgesamt leiden Vegetarier seltener an hohem Blutdruck, Diabetes, koronarer Herzerkrankung und Übergewicht.

# 18 Treiben Sie mindestens dreimal pro Woche Sport?

Ihr Körper braucht täglich Bewegung, denn die hebt insgesamt den Energiepegel, unterstützt den Kreislauf und senkt nebenbei das unerwünschte LDL-Cholesterin im Gegensatz zum erwünschten HDL-Cholesterin.

*Bewegung:*

▶ Kann den Blutzucker senken und die Insulinwirkung verbessern. Müdigkeit ist ein Zeichen für Blutzuckerschwankungen.

▶ Hält die Verdauung in Gang, damit der Körper Abbauprodukte ausscheiden kann, die er nicht braucht und die uns sonst lahm legen.

▶ Fördert das Immunsystem – Sie werden nicht so leicht krank.

▸ Verbrennt Kalorien und baut Muskeln auf. Je mehr Muskeln Sie aufbauen, desto schneller arbeitet Ihr Stoffwechsel.

▸ Sorgt für guten Nachtschlaf.

▸ Verbessert das Sexualleben.

▸ Hebt die Stimmung, weil Bewegung im Gehirn bestimmte Botenstoffe, die Endorphine, freisetzt.

**19** **Essen Sie regelmäßig gesunde Zwischenmahlzeiten?** Gesunde Zwischenmahlzeiten wie Obst, Nüsse, Samen oder Gemüsestreifen sind der Schlüssel zu einem gleichmäßigen Blutzuckerspiegel. Das heißt, man hat viel Energie und gute Laune. Außerdem bekommt man keinen Hunger. Bei einem zeitlichen Abstand von mehr als drei bis vier Stunden zwischen den Mahlzeiten und Zwischenmahlzeiten kommt es leichter zu Gelüsten nach ungesunder, zuckerhaltiger Nahrung, weil der Blutzucker absinkt und der Magen leer ist.

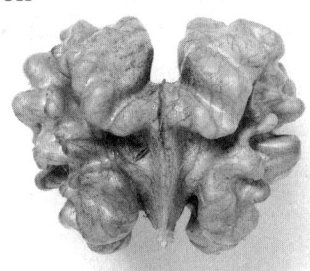

**20** **Bekommen Sie jeden Tag ausreichend Ballaststoffe?** Reichern Sie Ihre Nahrung mit faserreichen Lebensmitteln wie Haferflocken, Obst, Samen, Gemüse, Naturreis und Bohnen an. Fasern sind zum Beispiel die Hülle des Getreidekorns und die Zellwände von Gemüse oder Obst. Dieser unverdauliche Anteil unterstützt die Darmfunktion und eine gesunde Darmflora und beugt Krankheiten vor, weil er die Entsorgung von Abbauprodukten und Giften sicherstellt. Ballaststoffe sorgen für eine gesunde Verdauung und einen gleichmäßigen Blutzuckerspiegel. Wenn Sie mein Programm befolgen, bekommen Sie automatisch ausreichend Ballaststoffe.

**21** **Wie hoch ist der Milchanteil?** Milchprodukte enthalten viele gesättigte Fette. In hohen Mengen kann man davon Gewicht zulegen und entsprechende Gesundheitsprobleme bekommen. Für die Dauer meines Programms streiche ich Ihnen alle Milchprodukte. Wenn Sie anschließend Appetit auf Milchprodukte haben, können Sie Ziegenmilch, Schafsmilch oder Getreidemilch probieren, zum Beispiel aus Reis oder Haferflocken. Kuhmilch ist für den Menschen schwer verdaulich. Deshalb leiden so viele Menschen an Laktoseintoleranz. Unverträglichkeitsreaktionen können sich in Form von Allergien, Aufstoßen, Blähungen, Durchfall, Verstopfung, PMS, Kopfschmerzen, Reizbarkeit, Müdigkeit und Gewichtsproblemen äußern.

**22** **Was essen Sie wann?** Wer das Frühstück auslässt und den ganzen Tag kaum etwas isst, bis es abends ein großes Abendessen gibt, sendet dem Körper verwirrende Signale. Wenn der Körper tagsüber wenig Nahrung bekommt, schraubt er das Stoffwechseltempo herunter, um Energie zu sparen. Abends möchte der Körper dann möglichst viel Fett einlagern. Nach dem Essen geht man meist bald zu Bett, so dass der Körper keine Zeit mehr hat, die eben aufgenommenen Kalorien zu verbrennen. Essen Sie daher tagsüber, wenn Sie die Energie brauchen, nicht abends, wenn die meisten Menschen ihre Aktivitäten zurückschrauben. Achten Sie auf ein gutes Frühstück und Mittagessen. Abends darf es dann gern etwas weniger sein. Wer nach 20 Uhr noch groß essen geht, muss damit rechnen, morgens träge zu sein und zuzunehmen.

**23** **Haben Sie wenig Energie?** Um die verfügbare Energie optimal zu nutzen, muss der Körper ausreichend mit Nährstoffen versorgt werden. Müdigkeit ist oft ein Symptom für Blutzuckerschwankungen aufgrund von schlechten Essgewohnheiten, schlechter Nährstoffaufnahme und Nährstoffmangel. Wenn Sie viele leere Kalorien essen, erhöhen Sie Ihre Toxinbelastung, was noch größere Müdigkeit zur Folge hat.

### *Energieabfall = Süßhunger*

Wenn man einen Energieabfall bemerkt, greift man meist schnell zu etwas Essbarem, um neue Energie zu tanken. Leider sind schnelle Snacks oft reich an Fett und Zucker, aber arm an Nährstoffen. Sie verschaffen einem den schnellen Kick, dem bald darauf ein Energieabfall und irgendwann Gewichtszunahme folgt.

**24** **Haben Sie zu viel Stress?** Sehen Sie Ihr Ernährungstagebuch genau durch. Gibt es Auffälligkeiten wie:

▶ Gelüste nach Salz oder Zucker.

▶ Blähungen oder Verdauungsprobleme nach dem Essen.

▶ Nachmittäglicher Energieabfall.

▶ Ständiger Hunger.

▶ Emotionale Achterbahnfahrten, also ein Wechselbad aus Niedergeschlagenheit, kurzem Energieschub, Angst, Weinen, Ungeduld und Konzentrationsstörungen.

▶ Schlaf- oder Einschlafprobleme.

▶ Morgens nicht aus dem Bett kommen.

Macht der Stress Sie fett? Unter Stress lösen die Nebennieren die Freisetzung von Zucker ins Blut aus. Bei anhaltendem Stress verbleibt dieser Zucker im Blut und erhöht so das Risiko für Blutzuckerprobleme, die zu Gewichtszunahme führen können – ganz ohne Zuckerzeug und Dickmacher!

Denken Sie darüber nach, wie Sie leben. Was müsste sich verändern, damit Sie mehr ins Gleichgewicht kommen? Sind Sie rund um die Uhr am Arbeiten? Bekommen Sie genug Bewegung, um Ihre Stresshormone abzubauen? Spaß am Leben ist der Schlüssel zu einer gesünderen Lebensweise.

**25** **Trinken Sie zu viel Alkohol?** Alkohol regt den Appetit an und belastet die Leber (unsere Fettverbrennungszentrale). Außerdem enthält er viel Zucker. Hin und wieder ein Glas Wein schadet normalerweise nichts, doch wenn Sie abnehmen möchten, sollten Sie darauf verzichten, bis Sie Ihr Wunschgewicht erreicht haben. Das ist es wert!

## Mein Ziel (Beispiele)

► Ich will schlank sein.

► Ich will meine Kopfschmerzen loswerden.

► Ich will voller Energie aufwachen.

► Ich wünsche mir einen
  ruhigen Nachtschlaf.

► Ich möchte strahlende
  Augen haben.

► Ich möchte eine
  schöne Haut haben.

► Ich will entspannter sein.

► Ich will nachmittags
  mehr Energie haben.

► Ich will nicht mehr jeden
  Abend vor dem Fernseher
  einnicken.

*Ich will keine leeren Kalorien
mehr, sondern frische, natürliche
Kost voller gesunder Nährstoffe!*

## Der Blick in den Spiegel

Neulich lieferte ich meine Kinder zu spät in der Schule ab, weil ich vorher ein ziemlich langes Gespräch mit der Babysitterin hatte, die mit etwas nicht alleine klar kam. Als ich endlich zur Arbeit aufbrechen konnte, rief meine Mutter an. Sie wollte unbedingt sofort mit mir sprechen und ließ sich nicht vertrösten. Nachdem ich aufgelegt hatte, klingelte es wieder. Eine Freundin lag im Streit mit ihrem Partner und musste sich bei mir ausweinen. Natürlich kam ich zu spät zur Arbeit und entschuldigte mich dort mit meinen Problemen mit der Babysitterin, meiner Mutter und meiner Freundin. Ich wollte mich rechtfertigen: »Wie kann ich pünktlich da sein, wenn mich jemand anruft?« Da stellte eine Kollegin fest, dass ich Grenzen und Disziplin bräuchte statt Ausreden. Plötzlich merkte ich, dass ich drei anderen Personen die Schuld gab, dass ich mich verspätet hatte. Das war nicht richtig.

*In der Ernährungsberatung geht die Zahl der Ausreden, warum man sich nicht anständig ernähren kann, ins Unermessliche:*

▶ Mein Freund isst so gern am Schnellimbiss.

▶ Meine Freundin isst wie ein Spatz. Deshalb ist nie etwas Essbares im Kühlschrank.

▶ Mein Mann lehnt gesundes Essen völlig ab.

▶ Meine Kinder essen das nicht.

▶ Ich habe keine Zeit, das umzusetzen.

▶ Das ist doch alles zu teuer.

*Es ist sehr einfach, sich Ausreden auszudenken. Die Verantwortung für sich selbst zu übernehmen, ist viel schwieriger.*

▸ Schieben Sie anderen nicht die Schuld an all Ihren Problemen in die Schuhe.

▸ Behaupten Sie nicht mehr, dass Sie arbeiten müssen und deshalb keine Zeit zum Kochen haben.

▸ Schieben Sie die Schuld für Ihr Übergewicht nicht mehr Ihren Eltern zu.

▸ Machen Sie nicht Ihren Mann dafür verantwortlich, wie viel Salz Sie zum Abendessen verzehren.

▸ Geben Sie nicht den Kindern die Schuld dafür, dass Sie schokoladensüchtig sind.

▸ Schluss mit den Schuldzuweisungen! Übernehmen Sie die volle Verantwortung – jetzt!

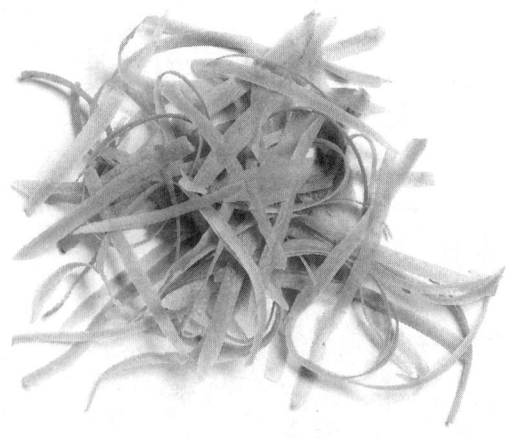

## Ziele visualisieren

Im Leben geht es ständig um Energie. Manche Formen von Energie, zum Beispiel Elektrizität oder Radiowellen, sind offensichtlicher als andere. Ich glaube stark an die Macht unserer persönlichen mentalen Energie. Unsere Gedanken und das geschriebene oder gesprochene Wort sowie Botschaften an uns selbst sind der Schlüssel, um unsere Träume zu erreichen. Diese unsichtbare Energie ist nicht zu unterschätzen.

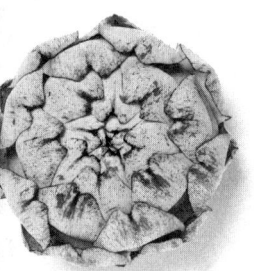 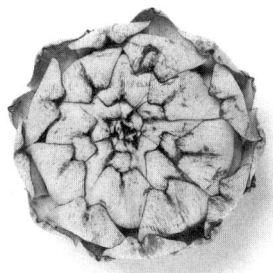 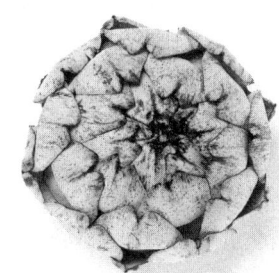

## Energieziele skizzieren

Inzwischen haben Sie Ihre persönlichen Ziele umrissen, indem Sie Ihre eigene Ernährungs- und Lebensweise ausgewertet und entschieden haben, was Sie daran verändern wollen. Nun kommt die nächste Übung, mit der Sie lernen werden, wie Sie Ihre Energie nutzen und Ihre Ziele verwirklichen können. Sie sind damit fähig, Ihren Erfolg zu visualisieren und Ihr volles Potenzial zu entfalten.

## 1. Kommen Sie auf den Punkt

Was wollen Sie? Vielleicht lautet Ihr Ziel, dass Sie schlanker sein wollen, mehr Energie oder einen strahlenden Teint haben möchten.

*Beispiel:* Ich will schlanker sein.

## 2. Schreiben Sie Ihren Gedanken auf

Sobald Sie Ihren Gedanken mit einem Stift auf Papier schreiben, heben Sie ihn auf eine neue Energiestufe.

*Beispiel:* Ich bin schlank.

## 3. Was müssen Sie tun, um Ihr Ziel zu erreichen?

Überlegen Sie, was erforderlich ist, damit Sie schlank, gesund oder voller Energie sind. Teilen Sie es in einzelne Schritte auf. Wenn Sie beispielsweise schlank sein möchten, ist der erste Schritt ein Ernährungstagebuch, in das Sie eine Woche lang all das schreiben, was Sie essen und trinken. Der zweite Schritt wäre, alles wegzuschmeißen, was dem Körper schadet. Und so weiter.

*Beispiel:*

▶ Schritt 1: Ernährungstagebuch führen.

▶ Schritt 2: Süßigkeiten und Fertiggerichte aussortieren.

Das ist nur ein Beispiel. Ich möchte, dass Sie mit Ihren individuellen Zielen und Schritten in dieser Form verfahren.

Seien Sie kreativ, und wandeln Sie alles so um, dass es zu Ihren Zielen passt.

## 4. Skizzieren Sie Ihr Ziel

Jetzt zeichnen Sie mit einem schwarzen Stift auf ein leeres weißes Blatt, was Sie anstreben und wie Sie sich selbst sehen möchten. Wenn wir also beim Beispiel »schlank sein« bleiben, skizzieren Sie sich selbst, und zwar schlank und glücklich. Dazu brauchen Sie kein Rembrandt zu sein, Strichmännchen reichen völlig aus. Geben Sie Ihrem Bild einen Titel.

*Beispiel:* (Ihr Name) ist schlank. Ich bin schlank.

## 5. Skizzieren Sie die einzelnen Schritte

Zeichnen Sie ein paar Bilder, wie Sie die Schritte zu Ihrem Ziel tatsächlich durchführen.

*Beispiel:*

▶ Ein Bild von Ihrem Ernährungstagebuch mit dem Titel: »(Ihr Name) trägt ins Tagebuch ein.«

▶ Zeichnen Sie weitere Bilder, bis Sie Ihr Ergebnis erreicht haben und schlank sind.

▶ Gedanken haben viel Macht. Wenn wir solche Gedanken aufschreiben und zusätzlich in Bildern festhalten, helfen wir ihnen auf die Sprünge. So können wir sie leichter in die Tat umsetzen.

► Sie schaffen, was Sie wollen. Sie können Ihr Schicksal in die Hand nehmen.

► Nehmen Sie Ihre Zeichnungen jeden Tag zur Hand. Einmal im Monat sollten Sie neue anfertigen.

► Im Nachhinein stellen Sie vielleicht fest, dass Sie manche Schritte genauer ausarbeiten müssen, andere hingegen kürzen können. Schließlich wissen Sie jetzt, dass Sie Ihr eigenes Schicksal in der Hand haben.

Bitte beachten Sie, dass die genannten Beispiele in der Gegenwart formuliert sind. Das verstärkt die gedankliche Energie weiter. Schreiben Sie lieber »Ich bin schlank«, statt »Ich werde schlank.« Damit bleibt kein Raum für Zweifel. Mit der Aussage »Ich bin«, gibt es keine Ausflüchte mehr, sondern nur noch Ergebnisse und Erfolge.

# Die Veränderung willkommen heißen

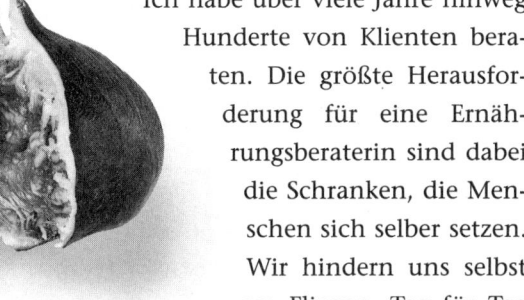

Ich habe über viele Jahre hinweg Hunderte von Klienten beraten. Die größte Herausforderung für eine Ernährungsberaterin sind dabei die Schranken, die Menschen sich selber setzen. Wir hindern uns selbst am Fliegen. Tag für Tag erschaffen wir überflüssige Denkblockaden, Zweifel, eine eingeschränkte Wahrnehmung und Negativität.

In einem Beruf wie meinem ist das ein echtes Problem. Es kann äußerst schwierig sein, eine eingesperrte Seele zu köstlichem, neuem Essen und einer neuen Lebensweise zu verführen.

### Treten Sie auf der Stelle?

Hier geht es um die Frage, ob man sich durch eingefahrene Verhaltensweisen selbst blockiert. Wir bleiben unseren Gewohnheiten gerne treu. Wer seit 20 Jahren seine Bratwurst liebt, fühlt sich damit wahrscheinlich sehr wohl. Menschen folgen gern dem Weg des kleinsten Widerstands.

In diesem Kapitel sollen Sie lernen, Körper und Geist für Veränderungen zu öffnen.

## Emotionale Blockaden

In jedem Leben passiert eine Menge. Wir alle machen auch schwierige Zeiten durch: Beziehungen zerbrechen, wir sind von unserem Kind enttäuscht, die Mutter akzeptiert uns nicht, ein geliebter Mensch kommt ums Leben, wir erleiden selbst einen Unfall, werden krank oder haben großen Stress. Das ist Teil unserer Lebenserfahrung, zehrt aber auch an unserer Energie, ob wir das anerkennen oder nicht. Wenn wir es nicht wahrhaben wollen, schrauben wir unsere Denkblockaden auf neue Höhen. Viele Menschen versuchen ihr Leben lang, alles Unangenehme zu verdrängen. »Darüber will ich nicht sprechen. Vergiss es einfach. Das Leben geht weiter.«

## Gefühle und Körper

Wenn Gefühle stark unterdrückt werden, kann die natürliche Energie in den Körpermeridianen nicht mehr ungehindert fließen. Das trägt möglicherweise zu Gewichtsproblemen, Verdauungsstörungen, Immunstörungen, Verstopfung, Rückenschmerzen, Reizdarmsyndrom, Bluthochdruck, Migräne, Diabetes, Herzerkrankungen, Übelkeit, Erschöpfung, akuten und chronischen Schmerzen und Schlimmerem bei. Es handelt sich um dieselbe emotionale Blockade, die dazu führt, dass wir uns neuen Ideen widersetzen und uns vor fremden Nahrungsmitteln fürchten, wie lecker und gesund sie auch sein mögen.

## Wahrnehmen und anfangen

Schon das Wahrnehmen der blockierten Energie unterstützt ihre Auflösung. Wenn wir den gestörten Energiefluss erkennen und bewusst wahrnehmen, anstatt uns davor zu verstecken, ihn zu ignorieren oder wegzulaufen, können wir ihn körperlich verarbeiten und loslassen.

Mit den folgenden Übungen habe ich meine Klienten dazu gebracht, (a) sich gedanklich zu öffnen und neue Nahrung und eine veränderte Lebensweise anzunehmen, (b) die Ausmerzung grundlegender Gesundheitsprobleme anzugehen, und (c) eine heilsame Revitalisierung und einen Gesundungsprozess einzuleiten. Das alles klingt vielleicht weit hergeholt. Ich möchte jedoch nur, dass Sie die Übung tatsächlich machen und dann selbst sehen, was sich verändert.

## Eine Zwiebel schälen

Nehmen Sie eine Zwiebel, und beginnen Sie, die einzelnen Schichten lagenweise abzuziehen. Schälen Sie so lange, bis Sie beim Zentrum ankommen, in der Mitte. Wir alle haben so eine Mitte. In dem animierten Zeichentrickfilm *Shrek* jammert der große, grüne, warzige Oger, dass er nie zu seinem wahren Selbst finden wird. Er ist desillusioniert, unzufrieden, enttäuscht, frustriert und wütend auf die ganze Welt. Auf ihm lasten so viele Zwiebelschichten, dass sein ursprünglicher Kern wohl für immer darunter begraben liegen wird, wie er zornig feststellt. Doch als Shrek anfängt, sich selbst zu lieben, erkennt er, dass sein wahres Selbst freundlich, knuddelig, cool und schön ist.

Wenn wir also unsere Zwiebel schälen, steht diese für die Masken, die wir uns im Lauf unseres Lebens zugelegt haben – die Art, wie wir auf Erfahrungen reagieren. Diese Masken liegen wie eine zweite Haut über uns, die uns zwar widerstandsfähiger macht, uns aber zugleich vor Veränderungen verschließt. Wenn man diese Schichten abzieht, liegt darunter das ursprüngliche Selbst. Erinnern Sie sich daran, was das Zwiebelschälen bedeutet. Erkennen Sie, dass Sie sich mehr öffnen können, bereit, Veränderungen und eine neue Denkweise anzunehmen. Sie dürfen die Schichten anerkennen, aber dann geht es weiter und tiefer.

## Sich emotional öffnen

Nachdem die Zwiebel geschält ist, möchte ich, dass Sie sich Ihrer Mitte annähern und Ihren Körper für eine Veränderung öffnen. Viele neuere medizinische und wissenschaftliche Untersuchungen belegen, dass unsere Körperzellen und Moleküle die Botschaften wahrnehmen, die wir klar ausdrücken, und entsprechend reagieren. Wenn wir uns ständig negative Sätze vorsprechen – wir sind »zu müde«, »zu alt«, »zu krank«, »zu dick«, »jenseits von Gut und Böse«, »haben die besten Jahre hinter uns«, »können einfach nicht abnehmen«, »bekommen die neue Stelle nicht«, »werden nicht geliebt« und so weiter –, hört unser Körper darauf und stellt sich auf die entsprechende Abwärtsspirale ein.

Wenn Sie sich emotional einer Veränderung öffnen wollen, besonders wenn es um lebenslange Essgewohnheiten geht, geht es um die erlernbare Fähigkeit, eigene neue Botschaften zu formulieren. Es funktioniert tatsächlich, wenn wir nett zu uns sind! Sobald der Körper mit sich und seiner Umgebung im Reinen ist, kann unsere eigene Energie wie von Zauberhand dazu beitragen, dass der Körper gesund wird. Deshalb gilt für alle Anfänger, dass ich bei meinen Klienten die Aussage »ich kann nicht« einfach nicht zulasse – die damit auch für Sie tabu ist.

## Es gibt nur noch »ICH KANN«!

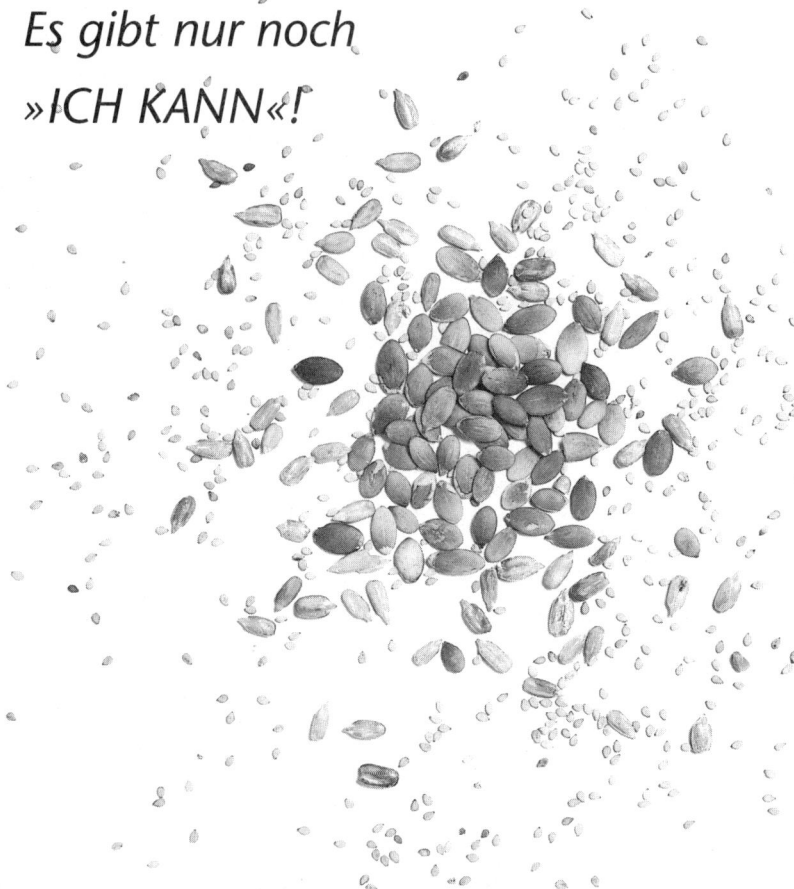

# Die neue Lebensweise willkommen heißen

Zahlreiche aktuelle Forschungsarbeiten bestätigen inzwischen klar, dass Gefühle und Körperfunktionen eng miteinander verbunden und voneinander abhängig sind. Wir können weder das eine noch das andere ignorieren: Beide, Körper und Gefühl, sind für eine gesunde Lebensweise unverzichtbar.

Um eine Fülle neuer Lebensmittel anzunehmen, müssen Sie eine offene, aufnahmefähige Haltung gegenüber Veränderungen entwickeln. Dabei hilft es, ein- bis zweimal täglich die folgende Übung durchzuführen, in erster Linie morgens, aber auch abends:

1. Sie sitzen bequem auf einem Stuhl. Beide Füße stehen fest auf dem Boden. Spüren Sie, wie die Füße den Boden berühren.

2. Zählen Sie jetzt von 1 bis 10. Schließen Sie die Augen, und entspannen Sie sich.

3. Lauschen Sie mit geschlossenen Augen dem leisen Geräusch Ihres Atems.

4. Atmen Sie durch die Nase. Während Sie langsam einatmen, stellen Sie sich vor, wie Ihr ganzer Körper sich von innen mit Sauerstoff füllt, von den Zehen bis zum Scheitel.

5. Atmen Sie langsam wieder aus. Wiederholen Sie diese Übung ein paar Minuten lang, und stellen Sie sich immer vor, wie der Sauerstoff durch alle Zellen Ihres Körpers fließt.

6. Anschließend heben Sie beide Hände auf Brusthöhe und legen die Handflächen auf die Brust. Spüren Sie beim Atmen die Handflächen auf Ihrer Brust. Bleiben Sie mehrere Minuten so sitzen.

7. Danach dürfen Sie die Hände neben sich ablegen. Sagen Sie sich im Stillen oder leise dreimal ganz langsam:

*»Ich öffne mich für eine ganz neue Vielfalt an Nahrungsmitteln.«*

8. Wenn Sie diesen Satz zu Ende gesprochen haben, zählen Sie rückwärts von 10 bis 1 und öffnen langsam die Augen.

# Das Ausreden-Gelöbnis

Nehmen Sie einen Notizblock zur Hand, und schreiben Sie alle Gründe auf, die Sie bisher davon abhalten konnten, Ihre Gesundheit, Ihre Essgewohnheiten und Ihre Lebensweise zu verbessern. Welche Gewohnheiten oder Entscheidungen waren für Sie ein Grund, Ihr Leben nicht zum Positiven zu verändern? Ein paar typische Ausreden, die ich immer wieder höre, sind:

▶ Meine Lebensweise ist so stressig.

▶ Ich habe zu viel um die Ohren.

▶ Mein Partner hat ungesunde Essgewohnheiten.

▶ Die Familie ist so anstrengend, dass für mich keine Energie mehr übrig bleibt.

▶ Ich weiß nicht, wo ich anfangen soll.

▶ Das ist zu teuer.

Sobald Sie sich Ihre Ausreden bewusst gemacht haben, schreiben Sie folgende Sätze auf den Block:

**Ich lasse nicht mehr zu, dass diese Ausreden mich davon abhalten, mein Potenzial auszuschöpfen. Ich habe die Freiheit, alles umzusetzen, was ich mir vornehme.**

Je gesünder Sie Körper und Geist erhalten, desto leichter bewältigen Sie ein aufreibendes Leben. Auch wenn Ihr Partner sich ungesund ernährt, brauchen Sie diese schlechten Angewohnheiten nicht zu übernehmen. Wenn jemand uns ermuntert, ungesundes Zeug zu essen, können wir ihm oder ihr erklären, dass wir aus gesundheitlichen Gründen etwas verändern wollen. Niemand außer uns selbst ist für unsere Entscheidungen verantwortlich. Ihr Mann ist nicht Schuld an Ihrer Schokoladensucht oder Ihrer Vorliebe für Fertigpizza. Wenn der Partner nicht mitspielt, tun Sie es für sich. Die anderen dürfen machen, was sie wollen. Aber lassen Sie sich von niemandem abhalten, Ihr Leben zum Besseren zu wenden. Positive Veränderungen passen in jede Lebensweise, auch bei sehr beschäftigten Menschen. Die eigenen Ausreden zu identifizieren, ist zu Beginn sehr wichtig.

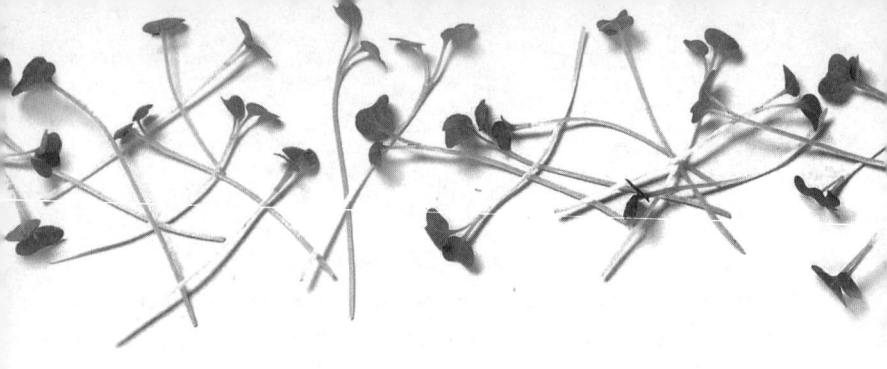

# Mit schlechten Angewohnheiten brechen

Eine Gewohnheit ist etwas, das wir immer wieder tun. Dabei geht es nicht um eine bestimmte Anzahl an Wiederholungen, sondern darum, dass man etwas automatisch tut, ohne darüber nachzudenken, und dass es einem schwerfällt, dieses Verhalten zu ändern, wenn es in Frage steht. Man beginnt dann leicht, sich zu verteidigen.

### Es ist Ihre Entscheidung

Entscheidungsfreiheit verschafft einem die Möglichkeit, mit schlechten Angewohnheiten zu brechen. Sie können ungesunde Nahrung in sich hineinstopfen und sich dabei grässlich fühlen. Sie können aber auch freiwillig das Richtige essen und dadurch gesundheitlich Ihr volles Potenzial entfalten.

### Wunderwaffen

Sie können Ihre eigene Wunderwaffe zur Veränderung erfinden, indem Sie die Schritte umsetzen, die ich auf den folgenden Seiten skizziere.

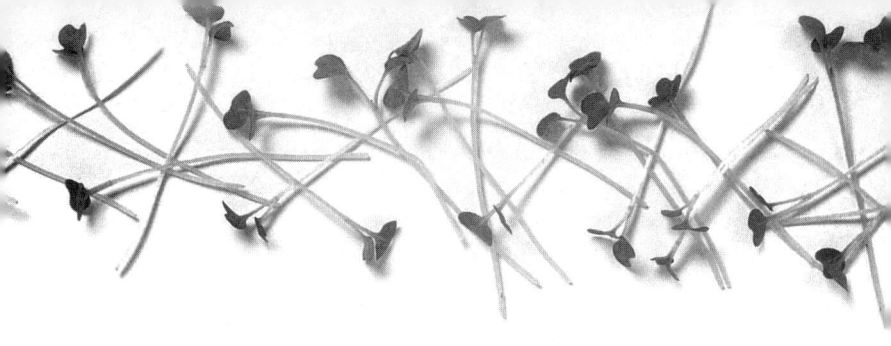

### *Schritt 1* – Schlechte Gewohnheiten identifizieren

Um schlechte Angewohnheiten zu durchbrechen, müssen Sie sich zunächst bewusst machen, worin diese bestehen. Erst dann können Sie wieder bewusste Entscheidungen treffen.

Schreiben Sie alles auf, wovon Sie wissen, dass es nicht gut für Sie ist, auch wenn Sie es mögen. Zum Beispiel zuckerreiche und fette Dinge essen, jede Menge Eis verputzen, nicht genug Bewegung bekommen, Rauchen und so weiter.

### *Schritt 2* – Was haben Sie davon?

Aus welchem Grund tun Sie etwas, das schlecht für Sie ist? Warum genau? Stellen Sie sich die Frage, warum Sie eine Handlung so zwingend finden. Was haben Sie davon, dass Sie etwas tun, wovon Sie wissen, dass es Ihnen schadet? Es gibt immer einen Gewinn. Aber ist er das wert?

Vielleicht haben Sie sich angewöhnt, jeden Tag etliche Schokoriegel zu essen. Das ist natürlich kurzfristig recht angenehm. Aber wie lange hält die Wirkung an? Anstatt Sport zu treiben, hängen Sie vor dem Fernseher. So kann man natürlich abschalten und entspannen. Aber es geht auch ganz anders.

### *Schritt 3* – Zahlen Sie dabei drauf?

Überprüfen Sie Ihre kleinen täglichen Zwänge. Was büßen Sie ein, wenn Sie Ihrer Angewohnheit nachgeben? Dieser Schritt ist gar nicht so schwer. Denn warum halten Sie die Gewohnheit überhaupt für schlecht? Zu viel Schokolade zu essen ist beispielsweise eine schlechte Angewohnheit, weil es den Blutzucker durcheinanderbringt, Stimmungsschwankungen auslöst und das Gewicht in die Höhe treibt. Zu wenig Sport tut nicht gut, weil man sich schlapp fühlt und seine schlanke Figur auf Dauer verliert. In beiden Fällen bezahlt man für ein kurzfristig angenehmes Gefühl auf lange Sicht mit Gewichtszunahme und eingeschränktem Wohlbefinden. So gesehen erscheinen die kleinen Laster nicht besonders klug, oder?

### *Schritt 4* – Gewinn oder Verlust?

Sobald Sie beide Seiten Ihres Verhaltens untersucht haben, Gewinn wie Verlust, verfallen Sie nicht mehr so leicht in Ihre alten Gewohnheiten. Jetzt wissen Sie, dass Sie jedes Mal eine Wahl haben. Wann immer Sie in Versuchung geraten, können Sie sich klarmachen, dass es allein Ihre Entscheidung ist. Was ist Ihnen mehr wert? Die spontane Erleichterung durch ungesunde Süßigkeiten oder Ihr Lieblingsplatz vor dem Fernseher – oder vielleicht doch Ihre Gesundheit und Ihr Wohlbefinden? Ich möchte, dass Sie sich das bewusst machen. Laufen Sie nicht durchs Leben, ohne sich um sich selbst zu kümmern! Bewegen Sie sich nicht automatisch durch den Tag, und stopfen Sie nichts in sich hinein, was Ihnen nicht guttut. Wer sich bewusst entscheidet, entscheidet in der Regel auch richtig.

*Wer auf seinen Körper hört und seine Nahrung intuitiv auswählt, trifft die richtigen Entscheidungen.*

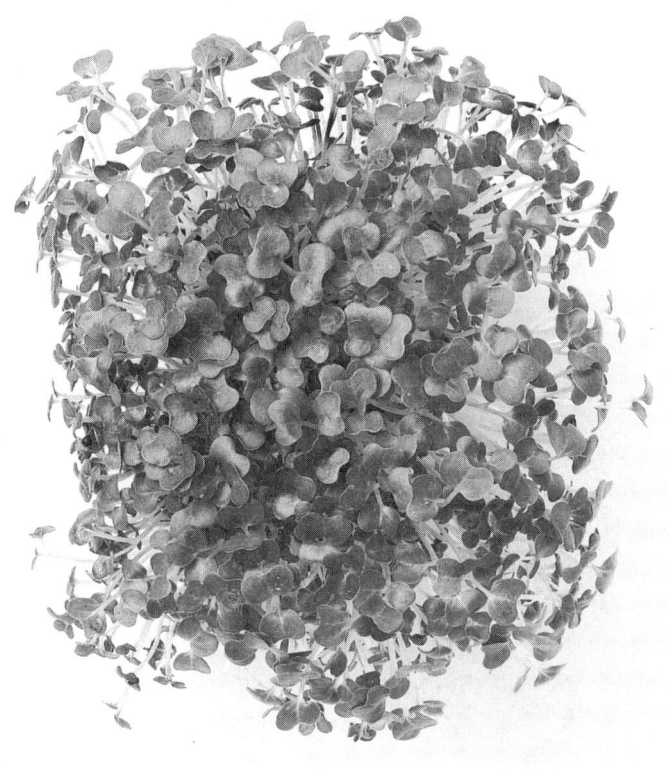

*Schritt 5* – **Umgewöhnen**

Zu Beginn haben Ihre Angewohnheiten möglicherweise ein Bedürfnis erfüllt. Manche Menschen entdecken, dass sie Trost gebraucht und deshalb zu Süßigkeiten gegriffen haben. Vielleicht waren Sie müde und haben den Fernseher deshalb den ganzen Abend angelassen. Ich möchte, dass Sie sich aktiv von diesen alten Verhaltensmustern lösen und nicht mehr in sie zurückfallen. Greifen Sie nicht zur Schokolade, wenn Sie niedergeschlagen sind. Essen Sie lieber einen Apfel, oder rufen Sie eine Freundin an. Schreiben Sie einen Brief, oder nehmen Sie ein Bad, wenn Sie angespannt sind. Schalten Sie abends nicht gleich den Fernseher ein, sondern machen Sie einen Spaziergang. Welche Lösung Sie finden, ist nicht so wichtig. Es kommt darauf an, dass Sie sich mit dieser Entscheidung wohlfühlen. Schließlich war die alte Angewohnheit deshalb schlecht, weil es Ihnen damit letztlich nicht wirklich gut ging.

*Schritt 6* – **Sie haben die Wahl**

Schlechte Angewohnheiten können nur dann weiter existieren, wenn man nicht wahrhaben möchte, warum man etwas überhaupt tut. Jedes Mal, wenn Sie in Zukunft in das alte Muster zurückfallen, wird Ihnen durch den Kopf gehen, dass Sie gerade das eine gegen das andere austauschen. Sie müssen sich dann bewusst entscheiden, die alte Gewohnheit fortzuführen. Welche Wahl treffen Sie? Die, mit der Sie von sich selbst enttäuscht sind, oder die, mit der Sie sich gut fühlen? Es ist Ihre Entscheidung. Sie werden stärker, wenn Sie die Wahl treffen, von der Sie intuitiv wissen, dass es die richtige ist.

# Weg damit!

Jetzt kommt der schwierigste Teil, wenn Sie mich, Gillian McKeith, zu sich nach Hause einladen wollen. Sie müssen überprüfen, was alles in Ihren Schränken lauert, gründlich ausmisten und ganz neu anfangen.

Inzwischen haben Sie sieben Tage Ernährungstagebuch geführt und die Packungen von allem durchgesehen, was Sie innerhalb dieser Woche gegessen haben.

Sie wissen, was rausfliegen muss – also auf! Nur für alle Fälle kommt hier noch einmal eine Checkliste, was während des Programms in Ihrer Küche nichts zu suchen hat:

▶ Weißer Zucker

▶ Speisesalz

▶ Wurst und Schinken

▶ Fertiggerichte

▶ Fertigpizza

▶ Süßer Sprudel

▶ Dosengerichte mit Zucker und Salz

▶ Weißbrot, Weizenbrötchen, Baguette

▶ Kuchen und Kekse

▶ Abgepackte Lebensmittel, denen Zucker oder Salz zugesetzt wurde

- ▶ Kartoffelchips

- ▶ Kuhmilch

- ▶ Koffeinhaltige Getränke (Kaffee, Schwarztee, Cola)

- ▶ Alkohol (Hilft es, wenn ich Ihnen verrate, dass Alkohol Cellulite begünstigt?)

- ▶ Hartkäse

- ▶ Rotes Fleisch (Rind, Schwein, Lamm, Wild)

- ▶ Schokolade und Schokoriegel

- ▶ Süßigkeiten

- ▶ Torte

- ▶ Eis

- ▶ Polierter, weißer Reis

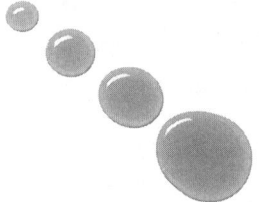

- ▶ Normale, weiße Nudeln

- ▶ Margarine und Schmalz

- ▶ Butter

- ▶ Weizenmehlprodukte

- ▶ Stark gewürzte Nahrungsmittel (zum Beispiel Chilisoße)

Ich weiß, was Sie jetzt denken: *Da kann ich ja überhaupt nichts mehr essen!* Aber keine Sorge, es sieht schlimmer aus, als es ist.

Anfangs ist es eine Umstellung, aber allein, dass Sie diese angehen, ist schon phantastisch. Sie werden letztendlich mehr Nahrungsmittel zur Auswahl haben, als Sie sich jetzt in

Ihren kühnsten Träumen vorstellen können. Ich biete Ihnen so viel Auswahl, dass Sie mehr als erstaunt sein werden. Ein wahres Festmahl, das Ihr Leben auf den Kopf stellen wird!

Außerdem ist es für Sie Zeit zu erfahren, dass Ihr Körper sich auf diese vorübergehenden Veränderungen einstellen wird. Das kann so weit gehen, dass Sie vor ungesunder Nahrung zurückscheuen und nur noch Appetit auf wirklich Nahrhaftes haben. Vielleicht glauben Sie jetzt, das wären nur Wunschvorstellungen der besessenen Gillian, aber das alles ist durchaus realistisch.

Ich erwarte nicht, dass Sie für immer und ewig auf die komplette Liste verzichten. Nur für die Dauer meines Programms erwarte ich volle Kooperation, ohne jede Frage! Ich hoffe, dass Sie es sogar genießen – immerhin ist es ein Neuanfang.

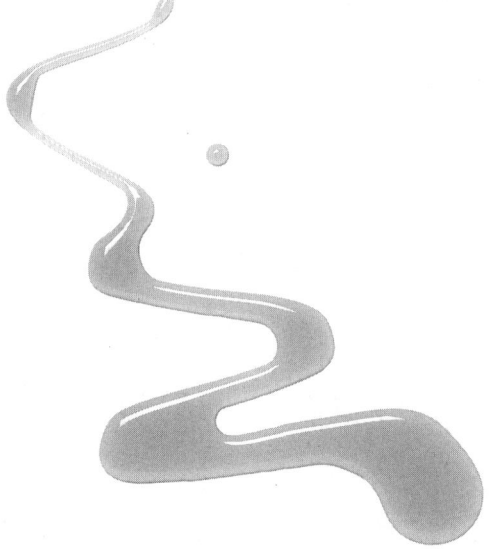

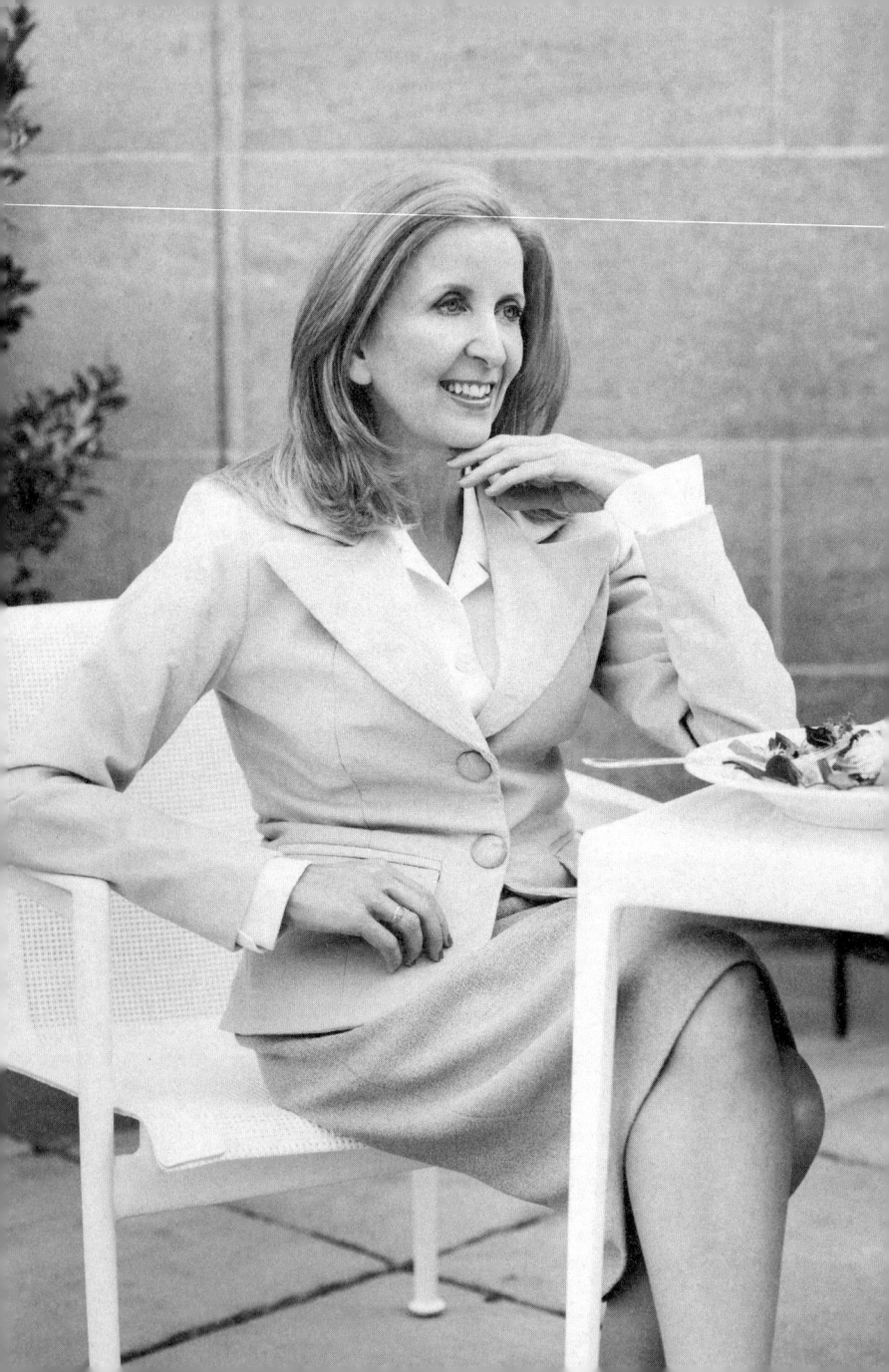

# Das Wohlfühl- programm

Inzwischen sind Sie schon mitten drin und bereit für mein 28-Tage-Programm. Die gute Nachricht ist, dass Sie mit dieser neuen Lebensweise abnehmen werden, wenn Sie das nötig haben. Das klappt noch besser, wenn Sie zuerst die zwei Fettwegtage oder die Entgiftung (Stufe 3) einschieben. Wenn Sie jedoch einfach nur gesünder leben möchten, klappt auch das mit meinem Wohlfühlprogramm ganz ausgezeichnet.

*Ob Sie abnehmen wollen oder nicht – ES GEHT HIER NICHT UM DIÄT. Lösen Sie sich von allen bisherigen Vorstellungen über Diäten.*

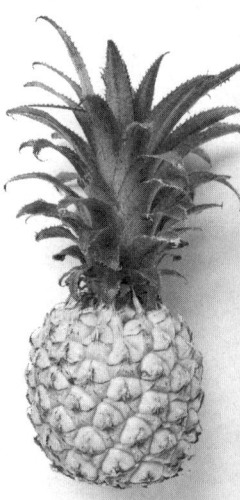

Mit meinem Programm bekommen Sie mehr Lebensmittel als je zuvor, ganz ohne Schuldgefühle oder Verbote. Und dazu brauchen Sie einfach nur Tag für Tag den Plan zu befolgen. Sie machen, was ich Ihnen sage, und bekommen Ihr Erfolgserlebnis. So einfach ist das. Wer mogelt, hat allerdings schon verloren. Sie müssen meine Vorgaben wirklich Wort für Wort befolgen. Entweder – oder! Das ist alles.

# Ausführliche Lebensmittelliste

Beim ersten Blick auf das Ernährungstagebuch eines neuen übergewichtigen Klienten fällt mir eines immer wieder auf: Meine Klienten essen Tag für Tag, Woche für Woche, Monat für Monat mehr oder weniger dieselben zehn bis zwölf Nahrungsmittel. »Haben Sie es nie satt, jeden Tag dasselbe zu essen?«, frage ich dann. Normalerweise lautet die Antwort, dass ihnen gar nicht bewusst war, dass immer dasselbe auf den Tisch kommt. Zumeist auch noch ungesundes Zeug.

Deshalb möchte ich, dass Sie Ihren Gaumen verwöhnen und mehr gute, gesunde Lebensmittel zu sich nehmen, als Sie je für möglich gehalten hätten. Dachten Sie eben noch, Sie bekämen gar nichts mehr zu essen? Dann laben Sie sich an meiner Liste empfehlenswerter Lebensmittel, die Sie in Ihr Leben aufnehmen sollten.

**Fisch**

| | | |
|---|---|---|
| Flunder | Makrele | Seebarsch |
| Forelle | Petersfisch | Seehecht |
| Heilbutt | Pollack | Seeteufel |
| Hering | Red Snapper | Weißfische |
| Kabeljau | Rotbarsch | Wolfsbarsch |
| Kaiserbarsch | Rotzunge | (Loup de Mer) |
| Karpfen | Sardinen | |
| Lachs | Schellfisch | |
| | Scholle | |

## Grünes Blattgemüse

Brunnenkresse
Chicoree
Eisbergsalat
Endiviensalat
Escariol (glatte
   Endivie)
Feldsalat
Kopfsalat
Kresse
Löwenzahnblätter
Löwenzahnblüten
Mangold
Petersilie, glatt
   oder kraus
Römersalat
Romanasalat
Rote Bete-Blätter
Rucola (Rauke)
Rübenblätter
Salatherzen
Sauerampfer
Senfblätter
Spinat
Weißkohl

## Gemüse

Artischocke
Aubergine
Avocado
Blumenkohl
Pak Choi
Brokkoli
Butternutkürbis
Chinakohl
Daikon-Rettich
Fenchel
Frühlingszwiebeln
Gartenkürbis
Gemüsepaprika
Grüne Bohnen
Grüne Erbsen
Grünkohl
Hokkaidokürbis
Kohlrabi
Lauch
Mairübchen
Maniokwurzel
Meerrettich
Möhren
Okraschoten
Oliven
Pastinaken
Peperoni

Radieschen
Rettich
Rosenkohl
Rote Bete
Rotkohl
Salatgurke
Sauerkraut
Schalotten
Schwarzwurzeln
Sellerie (Knollen
   bzw. Stangen)
Shiitake-Pilze
Sommerkürbis
Spargel
Steckrüben
Süßkartoffeln
Teltower Rübchen
Tomaten (gelb,
   orange, rot)
Topinambur
Weißkohl
Wirsing
Yamswurzel
Zucchini
Zuckererbsen
Zuckermais
Zwiebeln

## Sprossen und Keimlinge

Alfalfa
Bohnen
Kichererbsen
Klee
Mungbohnen
Quinoa
Sonnenblumen-
   kerne
Jegliche Sorten
   gekeimter
   Samen oder
   Nüsse

## Bohnen

Adzukibohnen
Borlottibohnen
Butterbohnen
Buschbohnen
Cannellinibohnen
Dicke Bohnen
Edamame
   (gedämpfte
   Sojabohnen)
Favabohnen
Flageolettbohnen
Feuerbohnen

Gartenbohnen
Great-Northern-
   Bohnen
Grüne Bohnen
Johannisbrot
   (Carob)
Kidneybohnen
Limabohnen
Linsen, braun & rot
Mungbohnen
Navybohnen
Pintobohnen
Prinzessbohnen
Schnittbohnen
Sojabohnen
Stangenbohnen
Weiße Bohnen

## Samen und Kerne

Alfalfa
Hanfsamen
Kürbiskerne
Leinsamen
Mohn
Sesamsamen
Sonnenblumen-
   kerne

## Getreide

Amaranth
Basmatireis
Buchweizen
Bulgur
Camargue-Reis
   (roter Reis)
Dinkel
Gerste
Haferflocken
Hirse
Kamut (Weizen-
   sorte)
Mais
Naturreis
Polenta
Quinoa
Roggen
Wildreis

## Mehl aus

Amaranth
Buchweizen
Dinkel
Hafer
Kartoffeln
Kichererbsen
Linsen

**71**

Mais
Roggen
Soja
Sonnenblumen-
   kernen
Tapioka (aus der
   Maniokwurzel)

## Meergemüse (Algen)

Arame
Dulse
Hijiki
Kelp
Kombu
Nori
Wakame

## Säuerungsmittel

Apfelessig
Misopaste
Misopulver
Naturreisessig
Rotweinessig
Sauerkraut
Senf
Tamari
Umeboshi-Essig

Umeboshi-
   Pflaumensoße
Weißweinessig

## Frische Kräuter und Gewürze

Agar-Agar
Anis
Basilikum
Bockshornklee
Dill
Estragon
Ingwer
Kardamom
Kerbel
Knoblauch
Koriander
Kreuzkümmel
Kurkuma
Lorbeerblätter
Majoran
Minze
Muskatblüte
Muskatnuss
Nelken
Oregano
Petersilie
Pfeffer

Pimentpfeffer
Rosmarin
Safran
Salbei
Schnittlauch
Selleriesalz
Senfkörner
Sternanis
Thymian
Vanilleschoten
Zimt

## Nüsse, ungeröstet

Cashewkerne
Haselnüsse
Kokosnuss
Mandeln
Maronen
Paranüsse
Pekannüsse
Pinienkerne
Pistazien
Walnüsse

## Obst & Früchte

Ananas
Äpfel
Aprikosen

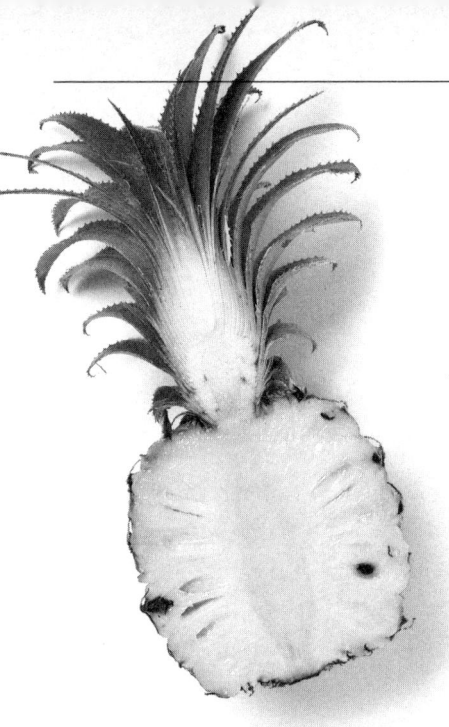

Loganbeeren
Loquats
Lychees
Mandarinen
Mangos
Maulbeeren
Nashi-Birnen
Nektarinen
Papayas
Passionsfrüchte
Papau (Beeren-
  frucht)
Pfirsiche
Pflaumen
Reneklode (Pflau-
  menart)

Avocados
Bananen
Blaubeeren
Brombeeren
Cranberrys
Datteln
Dörrobst
Erdbeeren
Feigen
Granatäpfel
Grapefruit
  (gelb & rot)

Guaven
Heidelbeeren
Himbeeren
Holunderbeeren
Johannisbeeren
  (rot & schwarz)
Kakis (Persimone)
Kaktusfeigen
Kiwis
Kochbananen
Kumquats
Limetten

Rhabarber
Sharon
Stachelbeeren
Sternfrüchte
  (Karambolen)
Tamarinden
Trauben
Trockenfrüchte
Ugli (Zitrusfrucht)
Zitronen
Zwetschgen

## Melonen

Cantaloup-Melone
Galiamelone
Honigmelone
Wassermelone

## Süßungsmittel

Agavensirup
Ahornsirup
Carob-Pulver
Gerstenmalz-
  extrakt
Malzextrakt
Mandelextrakt
Mirin (Reiswein)
Naturreissirup
Rübensaft
Vanilleextrakt

## Kräutertees

Baldrianwurzel
Borretsch
Brennnessel
Fenchel
Ginseng
Grüne Minze
Hagebutte
Himbeerblätter

Ingwer
Kamille
Löwenzahn
Melisse
Pfefferminze
Rotklee
Slippery Elm
  (Ulmenrinde)
Süßholz
Weißdorn
Zinnkraut
Zitronenmelisse

## Außerdem

Huhn
Jogurt
Pute
Soja
Tempeh
Tofu

## Dr. Gillians Favoriten zur Gewichtsreduktion

Äpfel
Adzukibohnen
Algen: Nori, Kombu,
  Wakame, Dulse
Avocados
Birnen
Blaubeeren
Fetter Fisch
Früchte-Smoothies
Gemüsesäfte
Grapefruit, pink
Grünes Blatt-
  gemüse
Haferflocken
Hanfsamen, unge-
  röstet, geschält
Himbeeren

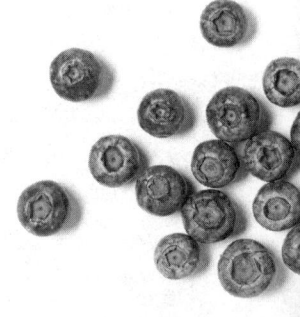

Ingwer

Kardamom

Leinsamen

Löwenzahnblätter

Löwenzahntee

Mandeln, eingeweicht

Misosuppe

Naturreis

Papayas

Petersilie

Pflaumen

Quinoa

Rote-Bete-Blätter

Salatgurke

Sprossen und Keimlinge: Alfalfa, Kichererbsen, Klee, Mungbohnen, Sonnenblumenkerne

Wasser

Weintrauben

**Dr. Gillians Kombiregeln**

1. Das Obst vorweg essen, nie zum Abschluss.
2. Eiweißreiche Lebensmittel nicht mit vielen Kohlenhydraten kombinieren. Huhn und Reis gehören ebenso wenig zusammen wie Fisch und Kartoffeln.

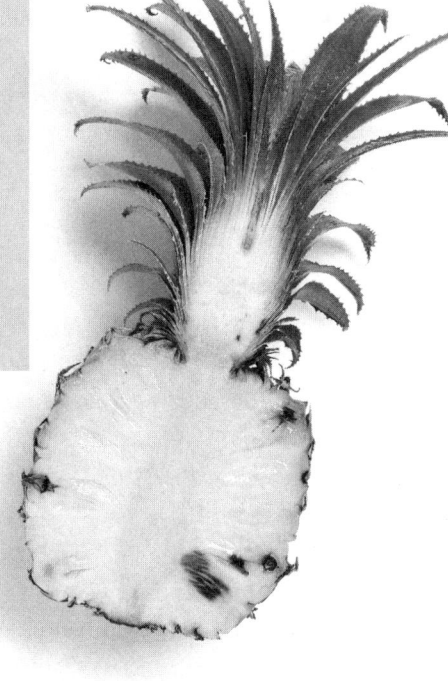

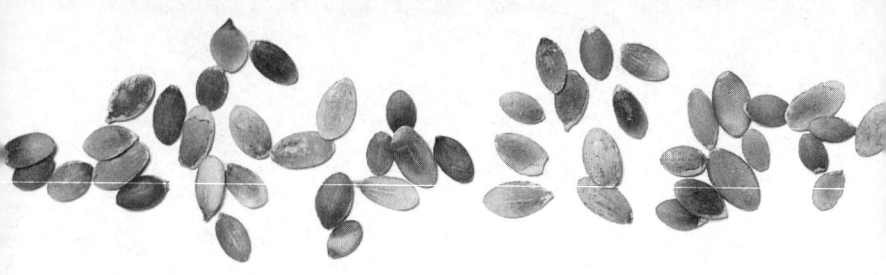

# Die 20 wichtigsten Tipps zum Abnehmen

**1** **Mehr essen, nicht weniger.** Wenn Sie weniger essen, als Sie für Ihren Grundumsatz brauchen, verlangsamt sich der Grundumsatz. Meine Klienten kurbeln ihren Stoffwechsel an und halten den Blutzucker durch regelmäßige, gesunde Zwischenmahlzeiten stabil. Diese Strategie hilft auch gegen Fressattacken, weil sich kein Heißhunger einstellt.

**2** **Naschen ist gesund!** Achten Sie bewusst auf den Energie-abfall am späten Nachmittag und Abend. Wenn Sie dau-erhaft Fett abbauen wollen, müssen Sie Ihren Blutzucker sta-bilisieren. Dazu sollten Sie alle zwei bis drei Stunden etwas essen, brauchen also vormittags und nachmittags Zwischen-mahlzeiten. Wer fastet, Mahlzeiten auslässt oder sich zu viel verbietet, verliert nur kurzfristig Gewicht. Zu Beginn bauen wir in erster Linie Wasser und Muskelgewebe ab. Sobald man weniger Nahrung zu sich nimmt, geht der Körper von einer Hungerphase aus, drosselt instinktiv das Stoffwechseltempo und lagert möglichst alle Kalorien als Körperfett ein. Dabei ist Muskelabbau das Letzte, was Sie gebrauchen können.

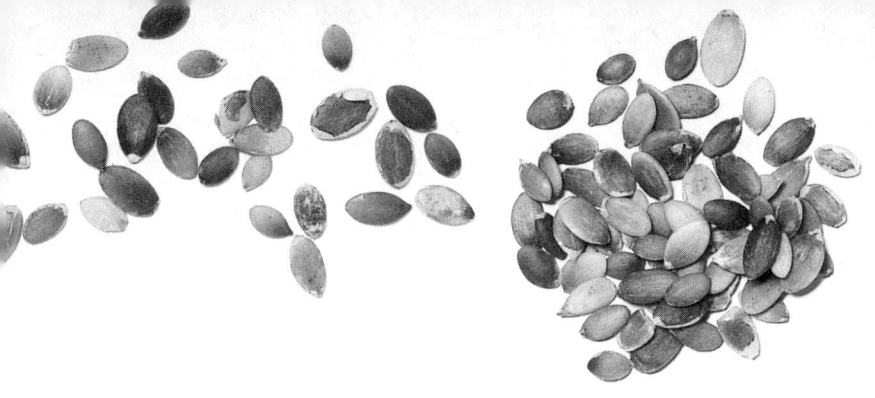

**3** **Mehr Wasser trinken.** Trinken Sie täglich acht Gläser Wasser zwischen den Mahlzeiten, davon jeweils ein großes Glas Wasser 20 bis 30 Minuten vor einer Mahlzeit. Daneben darf es Kräutertee und Gemüsesaft geben. Wer Sport treibt, braucht noch mehr Flüssigkeit. Kohlensäurehaltige Getränke, süße Säfte, Schwarztee und Kaffee zählen nicht. Wassermangel kann den Stoffwechsel ebenso herunterfahren wie Nahrungsentzug. Da Wasser unser wichtigster Nährstoff ist, hat die Wasserspeicherung für die Leber im Zweifelsfall Priorität vor der Fettverbrennung. Dehydrierung macht sich in Form von Kopfschmerzen, Konzentrationsstörungen und Müdigkeit bemerkbar und wird deshalb leicht mit Hunger verwechselt.

**4** **Zu den Mahlzeiten eher wenig trinken.** Zum Essen sollten Sie nicht besonders viel trinken, nicht einmal stilles Wasser. Trinken Sie lieber eine halbe Stunde vor dem Essen ein Glas Wasser und dann bei der Mahlzeit höchstens kleine Schlucke. Kohlensäurehaltige Getränke gehören nicht auf den Tisch.

**5** **Erst eine Suppe.** Gönnen Sie sich vor dem Essen eine Suppe. Das vermittelt gleich ein angenehmes Sättigungsgefühl.

**6** **Finden Sie heraus, was an Ihnen nagt.** Häufig isst man aus Stress, Langeweile, Einsamkeit, Wut, Kummer oder anderen Gründen Dinge, die einem nicht gut tun. Die Kunst, sich ohne Nahrung mit seinen Emotionen auseinanderzusetzen, ist ein wichtiger Schritt auf dem Weg zu langfristiger Gewichtskontrolle.

**7** **Immer langsam.** Langsam essen ist eine Methode, die beim Gewichtsabbau hilft. Denn das Gehirn signalisiert dem Körper 20 Minuten nach Beginn einer Mahlzeit, dass man satt ist. Hastige Esser verzehren oft mehr, als sie wirklich brauchen, bis dieses Signal kommt. Lassen Sie sich also Zeit. Nehmen Sie kleinere Bissen, und genießen Sie, damit alle Geschmacksknospen zu ihrem Recht kommen. Auf diese Weise werden auch die Nährstoffe besser aufgeschlossen. Wer sein Essen herunterschlingt, kann die Nährstoffe nicht so effektiv verdauen. Zudem kommt es durch hastiges Essen leichter zu Blähungen, oder man muss aufstoßen, weil zu viel Luft geschluckt wurde. Essen Sie also regelmäßig und langsam, damit Sie möglichst viel von Ihrer Nahrung haben.

**8** **Am Tisch essen.** Setzen Sie sich zur Essenszeit an den Tisch. Ich möchte, dass Sie sich auf das konzentrieren, was Sie zu sich nehmen. Wer auf dem Sofa vor dem Fernseher hockt, isst ungemein achtlos. Bei Tisch isst man langsamer und spürt, wann man satt ist. Zudem unterstützt die aufrechte Haltung die Verdauung. Schlingen Sie nichts mehr in sich hinein!

**9** **In Bewegung bleiben.** Ob Sie zu Fuß zum Einkaufen gehen, den Rasen mähen oder am Arbeitsplatz die Treppe nehmen – es zählt alles, was Sie im Laufe des Tages in Bewegung hält. Lesen Sie das Kapitel über Bewegung (siehe Seite 87), und denken Sie immer daran: Je mehr Sie sich bewegen, desto mehr Pfunde werden Sie verlieren.

**10** **Nie hungrig einkaufen gehen.** Essen Sie etwas, bevor Sie losgehen. Schreiben Sie einen Einkaufszettel, und halten Sie sich daran. Sonst kaufen Sie am Ende alle möglichen Dinge, die Ihnen gar nicht guttun.

**11** **Vorbereitungen treffen.** Wer sich vorbereitet, kann der Versuchung leichter widerstehen. Nehmen Sie zur Arbeit eine gesunde Mahlzeit und Knabbereien mit. Geeignet sind Obst, Gemüsestreifen und Dips, Suppen, Salate, Bohnenkeimlinge, Nüsse, Kerne, Roggenbrot, Haferpfannkuchen, Nussaufstriche, Reste vom Abendessen und Teebeutel für Kräutertee.

**12** **Rohkost.** Zu jeder gekochten Mahlzeit sollte etwas Rohkost gehören. Selbst einer Suppe sollten Sie am Ende frische Kräuter oder Gemüse zufügen. Nur über Rohkost bekommen wir Nahrungsenzyme, die wie ein Katalysator auf die Gewichtsbilanz wirken.

**13** **Immer wieder mixen.** Essen Sie immer wieder leicht verdauliche, pürierte Suppen, zum Beispiel aus Süßkartoffel und Kürbis. Auch Früchte-Smoothies sind sehr empfehlenswert, besonders zum Frühstück.

**14** **Ergänzungsmittel helfen beim Abnehmen.** Bitte sprechen Sie vor der Einnahme mit Ihrem Arzt oder Apotheker.

▸ *Vitamin-B-Komplex.* Unverzichtbar zur effizienten Verstoffwechslung von Kohlenhydraten und Proteinen. 50 mg täglich.

▸ *Astragalus (Tragant).* Enthält reichlich Vitamin B und stärkt die Funktion der Nebennieren, die zum Gewichtsabbau sehr wichtig ist. Besorgen Sie sich eine Tinktur, und trinken Sie die Tropfen in heißem Wasser. Drei Monate lang zweimal täglich 15 Tropfen.

▸ *Sibirischer Ginseng.* Unterstützt die Stabilisierung des Blutzuckers und vermindert Heißhunger. Drei Monate lang zweimal täglich 15 Tropfen.

▸ *Co-Enzym Q10.* Trägt zur Stimulierung des Stoffwechsels und zum Gewichtsabbau bei. 150 mg täglich.

▸ *Verdauungsenzyme.* Unterstützen die optimale Nährstoffaufnahme und bremsen den Appetit. Je eine Kapsel zum Mittagessen und zum Abendessen.

▶ **Rohe, geschälte Hanfsamen und Hanföl.** Genau die richtige Kombination essenzieller Fettsäuren, um den Stoffwechsel anzukurbeln und Gewicht abzubauen. Ein bis zwei Esslöffel Hanfsamen täglich oder jeden zweiten Tag. Einen Esslöffel Hanföl über rohen Salat träufeln.

▶ **Kelp.** Stärkt die Schilddrüse und unterstützt Gewichtsabbau. Nach Packungsbeilage verwenden.

▶ **Aloe-Vera-Saft.** Beruhigende Wirkung auf den Magen. Vor den Mahlzeiten nach Packungsbeilage einnehmen.

▶ **Dr Gillian McKeith's Living Food Energy Powder.** Ein Multipaket voller Vitamine, Enzyme, Mineralstoffe, Antioxidanzien, Aminosäuren, essenzieller Fettsäuren und Cofaktoren. Ein bis zwei Teelöffel pro Tag mit Wasser oder Fruchtsaft einnehmen.

▶ **Lecithin-Granulat.** Unterstützt die Verbrennung von Körperfett und kann zum Beispiel über den Salat gestreut werden. Zwei Teelöffel einmal wöchentlich.

▶ **Vogelmiere (Stellaria media).** Trägt zum Abbau hartnäckiger Fettreserven bei. 15 bis 30 Tropfen Tinktur oder eine 500-mg-Kapsel täglich (vor den Mahlzeiten einnehmen).

▶ **Brennnesseltee.** Ein ausgezeichneter Tee zum Abnehmen, weil er den Stoffwechsel ankurbelt und auf natürliche Weise den Appetit unterdrückt. Trinken Sie im Wechsel mit Löwenzahntee drei bis vier Tassen täglich.

▶ **Himbeerblättertee.** Dämpft bei manchen Menschen den Appetit und schmeckt gut.

► **Spirulina.** Diese proteinreiche Alge kann Blutzuckerschwankungen und Heißhunger entgegenwirken. Sechs Tabletten täglich oder einen Teelöffel Pulver in Saft verrühren.

**15** **Frühstücken wie ein König.** Frühstücken wie ein König, Mittagessen wie ein Edelmann und Abendessen wie ein Bettelmann. Achten Sie darauf, mittags mehr zu essen als abends.

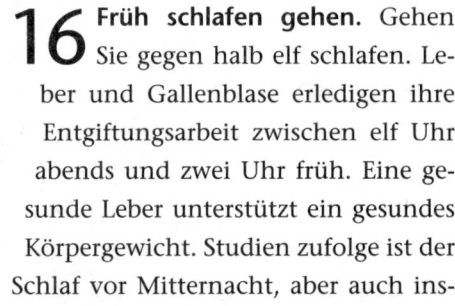

**16** **Früh schlafen gehen.** Gehen Sie gegen halb elf schlafen. Leber und Gallenblase erledigen ihre Entgiftungsarbeit zwischen elf Uhr abends und zwei Uhr früh. Eine gesunde Leber unterstützt ein gesundes Körpergewicht. Studien zufolge ist der Schlaf vor Mitternacht, aber auch insgesamt ein regelmäßiger Schlaf-Wach-Rhythmus für den Körper am gesündesten. Sie brauchen rund acht Stunden Schlaf. Müdigkeit verlangsamt den Stoffwechsel und beeinflusst die Nahrungsauswahl. Wer müde ist, greift bevorzugt zu kalorienreichen, fetten Speisen, die einen schnellen, kurzen Energieschub versprechen.

**17** **Regelmäßig essen.** Nehmen Sie Frühstück, Mittag- und Abendessen sowie die Zwischenmahlzeiten möglichst jeden Tag zur selben Zeit ein. Unregelmäßige

Mahlzeiten können Blähungen begünstigen. Wenn der Magen lange leer bleibt, wird die Sekretion von Verdauungsenzymen gedrosselt. Außerdem spielt bei unregelmäßigen Mahlzeiten der Blutzucker verrückt. Zum Abnehmen brauchen Sie einen stabilen Blutzucker.

**18** **Früh zu Abend essen.** Das Abendessen sollte möglichst nicht später als gegen sechs bis sieben Uhr eingenommen werden. Alles andere begünstigt Gewichtszunahme und Trägheit.

**19** **Ruhige Atmosphäre.** Wenn Sie sich ärgern oder aufregen, sollten Sie erst essen, wenn dieses Gefühl vorübergeht oder nachlässt. Essen Sie keine Hauptmahlzeit, solange Sie völlig gestresst oder verärgert sind. An einem solchen Tag sind Gemüsesäfte oder einfache Suppen sehr viel leichter zu verdauen.

**20** **Die Waage verschrotten.** Ich berate seit vielen, vielen Jahren Menschen, die abnehmen wollen, aber ich habe noch nie jemanden gewogen. Die Menschen sind viel zu sehr mit ihrem Gewicht beschäftigt. Ich wiege nicht, sondern empfehle ihnen eine ganz andere Lebensweise. Ich empfehle auch niemandem, Kalorien zu zählen oder Portionsgrößen im Blick zu behalten. Wer sich mit mir auf den Weg macht, braucht weder Ernährungswissenschaften noch Mathematik zu studieren.

Wenn Sie sich positiv und mit Leidenschaft ernähren möchten, müssen Sie Nahrung ganz anders betrachten als bisher. Mein Konzept wird Ihrem Körper gestatten, sein natürliches Gewicht zu finden. Sich selbst zu kasteien und Kalorien für Süßigkeiten und Co. aufzusparen, ist ein sehr ungesundes Rezept. Geben Sie das Wiegen und Rechnen auf – und befreien Sie sich!

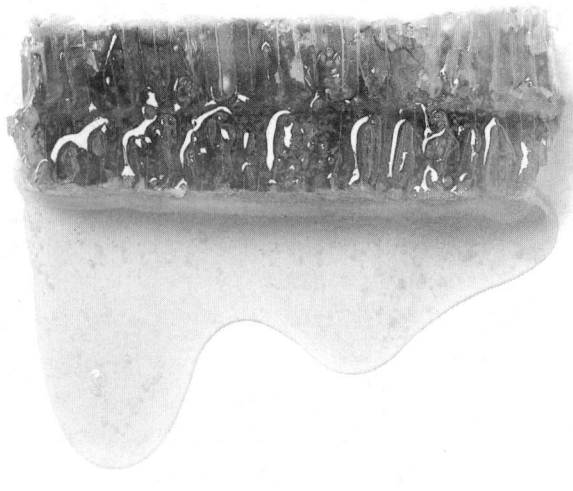

# Kleines Smoothie-Seminar

Mein Herz schlägt für die Smoothies. Besonders beim Früh-stück sind sie für mich die erste Wahl. Meine besten Freun-dinnen lästern gern, dass mein Mixer Überstunden macht. Wer in meine Küche kommt, hört es ständig summen, weil ich unablässig mixe. Bei Besprechungen habe ich oft einen Smoothie dabei, und auf Zugfahrten immer mehrere Fla-schen. Ich liebe schon die Herstellung, weil es so schön ein-fach ist, alles in den Mixer zu werfen. Smoothies machen satt, sind im Handumdrehen verdaut und schmecken köstlich.

Außerdem sind sie der ideale Einstieg in eine gesündere Ernährung. Sie sind kalorienarm, fettarm und voller Energie, so dass sie sich wunderbar zum Frühstück, als kleine Mahl-zeit oder Snack eignen. Wenn Sie sich also ganz leicht auf meine Ernährungsweise einstimmen wollen, denken Sie an Smoothies, und stellen Sie den Mixer bereit.

Ein guter Smoothie ist dickflüssig und sämig. Ich mag es am liebsten, wenn die Konsistenz puddingartig ist, fast wie Jogurt. Entsafter gewinnen nur den Saft und lassen das Frucht-fleisch übrig. Für einen Smoothie verwenden Sie einen Mixer und verschwenden nichts. Smoothies sind leicht zuzuberei-ten und überaus gesund. Geben Sie beispielsweise einfach ei-nen reifen Pfirsich oder eine Nektarine, eine Banane und ein paar Erdbeeren in den Mixer. Eine Minute pürieren, und – voilà! – schon haben Sie den Dreh raus. Fertig!

Werden Sie kreativ! Es geht ums Experimentieren und die Lust daran. Wenn Sie Ihre Smoothies lieber dünner mögen, geben Sie etwas Wasser oder stark wasserhaltige Früchte dazu. Für einen ganz natürlichen Fruchtmilchshake können Sie sogar Getreidemilch hinzufügen. Oder Sie schmecken das Ergebnis mit etwas Zimt ab – ganz nach Belieben.

# Bewegung

Haben Sie schon einmal bemerkt, dass man Ihnen nach der Begrüßung in der Regel zuallererst einen Platz anbietet? Warum sind wir so versessen aufs Sitzen? Wenn ich Leute kennen lerne, die abnehmen möchten, sind diese in der Regel nicht genug in Bewegung. Sie steigen ins Auto und sitzen. Sie fahren zur Arbeit und setzen sich an den Schreibtisch. Dann kommen sie nach Hause und setzen sich wieder hin. Unser Körper ist nicht dafür gedacht, auf Sofas herumzuhocken, am Schreibtisch zusammenzusacken, vor dem Fernseher abzuhängen oder Stunde um Stunde bewegungslos auf einen Monitor zu starren. Wir müssen von der sitzenden Lebensweise wieder zu einer Lebensweise voller Bewegung finden. Ein »sesshaftes« Leben ist von Grund auf falsch und daher zu verändern.

Bewegung ist immer notwendig, jeden Tag, rund um die Uhr. Es reicht nicht, sich nur ein- bis zweimal pro Woche zu bewegen, auch wenn das natürlich besser ist als nichts. Ich möchte, dass Sie sich den ganzen Tag über so viel wie möglich bewegen. In dieser Hinsicht bin ich kompromisslos. Ich verlange nicht, dass Sie zum Fitnessfanatiker werden, aber wer schlank und gesund sein möchte, braucht eine positive Einstellung zu Bewegung. Ausreden kommen nicht in Frage. In diesem Punkt bleibe ich stur.

## Den Teufelskreis durchbrechen

Bewegungsmangel zählt heutzutage in der westlichen Welt zu den größten Gesundheitsproblemen. Denn Bewegungsmangel ist ein Teufelskreis. Je weniger man sich bewegt, desto weniger will man sich bewegen und desto weniger kann man sich letztlich bewegen.

Wenn Sie sich ab sofort nach Dr. Gillians Vorgaben ernähren, führen Sie Ihrem Körper und allen Zellen viel mehr Nährstoffe, Vitamine, Mineralstoffe, Aminosäuren, Proteine, pflanzliche Nährstoffe und essenzielle Fettsäuren zu als bisher. Der einzige, wirklich effektive Weg, all diese neuen Nährstoffe im ganzen Körper zu verteilen, ist Bewegung. Bewegung vor dem Essen kurbelt den Stoffwechsel an und erleichtert die Verbrennung der Nahrung. Sobald Sie sich daran gewöhnt haben, wie gut das tut, werden Sie es nicht mehr missen wollen.

Im Zuge Ihrer Lebensumstellung sollten Sie eine dauerhaft positive Einstellung zu Bewegung entwickeln. Halten Sie stets Ausschau nach Möglichkeiten, aktiv zu bleiben: Zum Einkaufen radeln, zum Supermarkt gehen, die Treppe nehmen, zum Kino joggen, abends Musik anmachen und tanzen, im Freien stretchen und Seil springen. Kaufen Sie einen Hula-Hoop-Reifen, und üben Sie, bis er sich dreht. Springen Sie Trampolin.

Bei meinem Programm müssen Sie jeden Tag Bewegung einbauen. Ich erwarte nicht, dass Sie täglich ins Fitnessstudio gehen, aber schon eine halbe Stunde mäßiger Aktivität pro Tag lohnt sich am Ende gewaltig. Regelmäßige Bewegung:

► Bringt den Kreislauf in Schwung: Man fühlt sich lebendig.

► Kurbelt Stoffwechsel und Fettverbrennung an.

► Setzt Endorphine frei und verbessert damit die Laune.

► Schenkt mehr Energie und einen besseren Schlaf.

► Steigert die körperliche Fitness und die Abwehrkräfte gegen Erkältungen und kleine Wehwehchen.

► Erhöht insgesamt das Wohlbefinden.

## Ihr Bewegungsversprechen

Ich verlange Ihnen drei Versprechen für mehr Bewegung ab. Bitte unterschreiben Sie jedes einzelne an der vorgesehenen Stelle. Es ist Ihr Versprechen an mich und an Sie selbst.

**Erstens:** Ich willige ein, meinen Körper täglich sportlich zu bewegen.

*Unterschrift* .........................................................................................................

An manchen Tagen machen Sie vielleicht mehr Sport als an anderen. Wichtig ist, dass Sie sich tatsächlich bewegen.

**Zweitens:** Ich willige ein, mich vor jeder Mahlzeit zu bewegen.

*Unterschrift* .........................................................................................................

Und wenn Sie nur einen schnellen Spaziergang machen! Laufen Sie 20 Minuten vor dem Frühstück, 20 Minuten vor dem Mittag-, und tanzen oder laufen Sie 20 Minuten vor dem Abendessen. Sie können auch vor dem Essen 10 Minuten auf der Stelle laufen oder auf dem Minitrampolin hüpfen. (Vielleicht müssen Sie sich auch erst langsam steigern, ehe Sie volle 20 Minuten gehen oder 10 Minuten Trampolin springen können.)

**Drittens:** Ich willige ein, ein Minitrampolin zu benutzen, schwimmen zu gehen oder ins Fitnessstudio einzutreten und regelmäßig dort zu trainieren.

*Unterschrift* .........................................................................................................................

Das ist Ihre Schlechtwetterversicherung. Ich will nicht hören, dass es geregnet hat und Sie nicht spazieren gehen konnten. Wenn Sie ernsthaft übergewichtig sind, müssen Sie vielleicht erst eine gewisse Menge Gewicht abbauen, ehe Sie ein Minitrampolin besteigen können. Bis dahin können Sie schwimmen gehen. Das Wasser trägt den Körper und schont die Gelenke, während Sie sich darauf konzentrieren, Ihre Muskeln zu bewegen. Es kann sehr motivierend sein, regelmäßig ins Fitnessstudio zu gehen. Außerdem trifft man dort Gleichgesinnte. Natürlich muss man auch wirklich hingehen. Vielleicht gehen Sie ja zwei bis drei Tage pro Woche ins Studio und wählen an den anderen Tagen andere Formen der Bewegung.

**Eines noch:** Gehen Sie mit Verstand vor. Wer über 50 ist, behandlungsbedürftige gesundheitliche Probleme oder starkes Übergewicht hat, schwanger ist oder lange keinen Sport getrieben hat, sollte die richtige Form der Bewegung mit dem Hausarzt besprechen. Hören Sie auf Ihren Körper, und passen Sie Ihr Programm Ihrer körperlichen Kondition an. Natürlich kann es mitunter nötig sein, vorübergehend auf Sport zu verzichten, weil es einem nicht gut geht. Wenn Ihr Baby Sie die halbe Nacht wach gehalten hat, möchten Sie morgens vielleicht nicht gleich mit voller Kraft loslegen. Finden Sie heraus, was gut für Sie ist, und sprechen Sie mit Ihrem Arzt. Hin und wieder darf es Tage geben, an denen Sie etwas weniger oder auch etwas mehr machen.

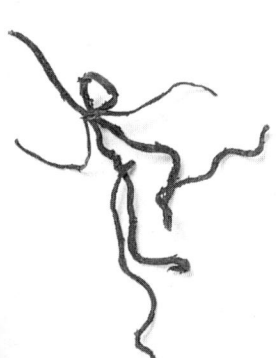

91

## Täglich

Sie brauchen jeden Tag Bewegung, egal wie wenig. Je nach Ausgangsgewicht und Ausdauer können Sie mit einer Minute anfangen und sich dann auf fünf, zehn und 15 Minuten steigern. Arbeiten Sie langsam auf mindestens 30 Minuten hin, dann auf eine Stunde, vier- bis sechsmal pro Woche. Am siebten Tag können Sie sich dann trotzdem noch bewegen. An manchen Tagen betreibt man vielleicht mehr oder weniger Sport als an anderen. Verschaffen Sie sich ruhig fünfmal pro Woche bis zu einer Stunde Bewegung, dann reichen an den restlichen zwei Tagen auch mal 20 Minuten. Ist Ihnen klar, worauf ich hinaus will? Sie sollen Ihre Fähigkeiten und Ihre Tagesform im Blick behalten. Der menschliche Körper ist ein sehr dynamischer Organismus. Wir müssen uns an diese Dynamik anpassen. Hier geht es nicht um: »Wer schön sein will, muss leiden.« Sie sollen Ihren Körper keiner Rosskur unterziehen. Bleiben Sie in Bewegung, aber auch in Harmonie und Einklang mit Ihren Muskeln, Ihrer wechselnden Ausdauer und Ihrer Figur.

Die Teilnehmer meiner Seminare sind häufig ganz wild auf Sport. Selbst wenn sie 20 Jahre nichts mehr gemacht haben, wollen sie aus dem Stand meilenweit joggen. Auf diese Weise stellt man sich leicht selbst ein Bein. Wer anfangs übertreibt, leidet hinterher mitunter Wochen lang unter Schmerzen, weil er seinen Körper geschwächt und die Muskeln überanstrengt hat. Das ist nicht das, was ich will.

# Dran bleiben

Es dauert mitunter mehrere Wochen bis Monate, bis man sich an 30 Minuten bis zu einer Stunde Sport täglich gewöhnt hat. Bleiben Sie dran! Bald werden Sie merken, dass Sie fitter werden und sich besser fühlen. Wenn Sie glauben, dass Sie keine 30 Minuten am Stück erübrigen können, schieben Sie im Laufe des Tages mehrere kurze Bewegungsphasen ein, zum Beispiel dreimal zehn Minuten, die Sie auf dreimal 20 Minuten steigern. Damit haben Sie letztlich auch eine Stunde Bewegung pro Tag. Die Grundregeln für Bewegung lauten:

▶ Stetig

▶ Täglich

▶ Abwechslungsreich

▶ An die Tagesform angepasst

**Was für Bewegung?**

Ideal ist eine Kombination aus Ausdauertraining und Übungen für mehr Kraft und Beweglichkeit.

▶ *Ausdauer:* Walken, Joggen, Schwimmen, Rad fahren, Rudern, Tanzen, Skaten, Trampolin springen.

▶ *Kraft und Beweglichkeit:* Yoga, Pilates, Hanteltraining, andere Kraftübungen (zum Beispiel Liegestütze).

Abwechslung ist aus zwei Gründen wichtig:

**1.** Sie ist besser für die Muskeln und den Körper.

**2.** Sie beugt Langeweile vor und hebt damit die Motivation.

## Bewegung für Anfänger

### Walken

Schnelles Spazierengehen oder Walken zählt zu meinen Favoriten. Man braucht dazu weder Anleitung noch Ausrüstung. Man kann es überall machen – ganz umsonst! Wenn Sie regelmäßig und lange genug unterwegs sind, kann es genauso wohltuend sein wie jeder stärker fordernde Sport (zum Beispiel Joggen oder Trampolinspringen).

#### *Für den Anfang*

Zweimal täglich zehn Minuten walken/spazieren gehen.

- ▶ Langsam steigern.

- ▶ Jeden Tag walken.

- ▶ Länger walken.

- ▶ Schneller gehen.

- ▶ Beim Gehen mit den Armen schwingen.

- ▶ Ein bis zwei sanfte Hänge hinaufgehen.

- ▶ Steilere Hänge hinaufgehen.

Im Idealfall sollten Sie sich auf eine Stunde täglich steigern. Diese Stunde können Sie in drei Einheiten zu je 20 Minuten aufteilen, also je 20 Minuten vor dem Frühstück, vor dem Mittagessen und vor dem Abendessen.

## Schwimmen

Besonders bei deutlichem Übergewicht ist Schwimmen noch besser als Laufen. Fangen Sie auch hier an, indem Sie zweimal pro Woche gemütlich eine Viertelstunde schwimmen. Ich selbst zähle dabei die Bahnen. Beginnen Sie mit einer Bahn, und steigern Sie die Strecke und das Tempo mit der Zeit. Das Ziel sind 30 Minuten am Tag oder zwei- bis dreimal pro Woche 45 Minuten.

## Radfahren, Trampolinspringen, Fitnessstudio oder Joggen

Das Ziel ist dasselbe wie beim Spazierengehen oder Schwimmen. Sie beginnen mit einem kurzen, leichten Programm, also 10 bis 15 Minuten am Tag, und steigern sich langsam auf etwa 30 Minuten am Tag. Erhöhen Sie mit der Zeit auch das Tempo, aber ohne sich zu überanstrengen.

Abgesehen davon, dass man sich beim Hüpfen wieder wie ein Kind fühlt, aktiviert es jede einzelne Zelle im Körper. Gleichgewicht, Reflexe und Kreislauf profitieren, der Darm wird angeregt, die Körperspannung steigt, die Muskeln werden gekräftigt und die Füße massiert.

Wenn ich ins Studio gehe, sehe ich manchmal Leute, die sich endlose Minuten oder gar Stunden an einem einzigen Gerät abmühen. Besser sind wechselnde Übungen, beispielsweise zehn Minuten auf dem Laufband, zehn Minuten am Stepper, zehn Minuten Gewichte heben und so weiter. Auf diese Weise haben Sie Abwechslung, es wird nicht langweilig, und Sie profitieren optimal von Ihrem Training.

Beim Joggen kommt es auf gute Laufschuhe mit ordentlicher Stoßfederung an. Frauen benötigen für alle Sportarten einen passenden Sport-BH.

**Was ist vor und nach dem Sport zu beachten?**

▶ Achten Sie darauf, vor dem Sport ausreichend zu trinken. Sonst kommt es rasch zu einer Dehydrierung, und am Ende haben Sie Kopfschmerzen.

▶ Beginnen Sie immer mit einer Aufwärmphase (etwa fünf bis zehn Minuten), in der Sie langsam die Muskeln dehnen und dann allmählich aktiver werden. Gehen Sie also anfangs eher langsam und mit der Zeit immer schneller.

▶ Nach dem Training sollten Sie sich fünf bis zehn Minuten abkühlen. Beim Joggen gehen Sie einfach noch ein Stückchen spazieren, bevor Sie Schluss machen. Auf diese Weise dehnen sich erneut die Muskeln, und das Herz kann sich beruhigen. Machen Sie dieselben Dehnübungen wie in der Aufwärmphase.

## Wie intensiv muss ich trainieren?

Schon ein bisschen Bewegung ist besser als nichts. Beginnen Sie mit einer Aktivität, mit der Sie sich einfach gut fühlen. Grundsätzlich sollten Sie beim Sport leicht außer Atem kommen, aber nicht so sehr, dass Sie sich nicht mehr unterhalten könnten. Wenn Sie schon nach wenigen Minuten mit hochrotem Kopf am Schnaufen sind, ist die Anstrengung zu groß.

# WARNUNG!
## Beim Sport niemals übertreiben!

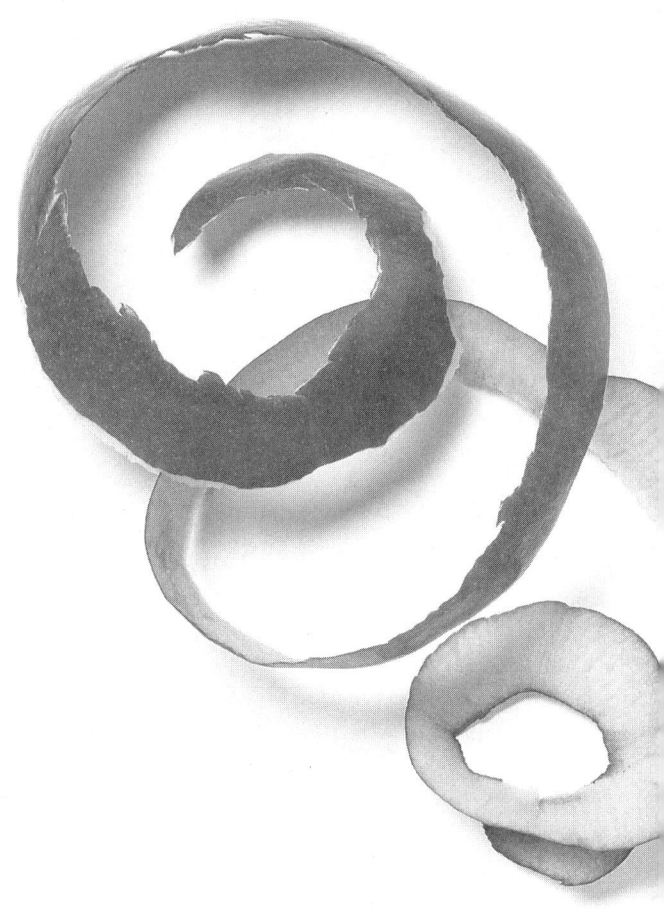

# Wie erhalte ich meine Motivation?

▶ *Suchen Sie sich einen Fitnesspartner.* Gehen Sie mit einer Freundin walken, spielen Sie mit Ihrem Mann Tennis, oder gehen Sie mit den Kindern skaten.

▶ *Feste Trainingszeiten.* Damit die Bewegung zum festen Bestandteil Ihres Tagesablaufs wird, muss sie Priorität genießen. Nehmen Sie sich bewusst Zeit dafür, die Sie auf dem Kalender oder im Tagesplaner frei halten.

▶ *Sportkleidung.* Tragen Sie bequeme Kleidung, die zu dem von Ihnen gewählten Sport passt. Dann haben Sie gleich ein sportlicheres Gefühl. Stellen Sie die Tasche für das Fitnessstudio schon am Vorabend an die Tür, damit Sie sie gleich mitnehmen, wenn Sie das Haus verlassen.

▶ *Für Unterhaltung sorgen.* Wenn Sie allein trainieren, können Sie dabei vielleicht Musik oder ein Hörbuch hören. Dann wird Ihnen nicht so leicht langweilig. Manche Fitnessgeräte verfügen über Buchstützen für Lesematerial. Zu Hause können Sie die Musikanlage aufdrehen oder den Fernsehapparat so aufstellen, dass Sie beim Fernsehen Gymnastik machen können.

▶ *Keine Kompromisse.* Bewegung muss so selbstverständlich sein wie Zähne putzen oder zur Arbeit gehen. Mit dieser Sichtweise geht sie leichter in Fleisch und Blut über.

# Dr. Gillians Antifett-Spülung gegen Übergewicht

Haben Sie Übergewicht? Dann beginnen Sie doch mit meiner zweitägigen Entgiftung und legen danach einen Tag Antifett-Spülung ein. Damit reinigen Sie Ihren Organismus, so dass mein 28-Tage-Programm noch besser anschlägt.

## FRÜHSTÜCK

▶ Eine Tasse warmes Wasser mit einem Spritzer Zitrone und Limette.

▶ Zwei ganze Grapefruits (pink).

## MITTAG

▶ Mungbohnen-Kasserolle mit Gewürzreis

## Mungbohnen-Kasserolle

**2 PORTIONEN**
125 g Mungbohnen
500 ml Wasser oder Gemüsebrühe
plus Einweichwasser
1 TL Fenchelsamen
1 Zwiebel, fein gehackt
2 Möhren, geputzt und gewürfelt
2 EL glatte Petersilie, gehackt
1 Kopf Endiviensalat
1 Hand voll Kleesprossen

1. Die Mungbohnen 6 Stunden in einem Liter kaltem Wasser einweichen. Abgießen und gut abspülen. Wasser oder Brühe zum Kochen bringen, die Bohnen hinzugeben und 10 Minuten köcheln lassen. Weißen Schaum von der Oberfläche abschöpfen.
2. Fenchelsamen hinzugeben und weitere 10 Minuten köcheln lassen. Dann die Zwiebel und die Möhren hinzufügen und erneut 10 Minuten köcheln lassen.
3. Vom Herd nehmen und Petersilie hinzufügen.

**4.** Die Endivienblätter um den Rand von zwei Suppentellern arrangieren. Die Kasserolle in die Teller schöpfen, mit Sprossen bestreuen und mit Gewürzreis servieren.

## Gewürzreis

> 100 g Naturreis
> 1 Zwiebel, geschält und gehackt
> 200 ml Wasser
> ½ TL Kurkuma
> ½ TL Kreuzkümmel

**1.** Reis, Zwiebel und Gewürze in einen Topf geben. 200 ml Wasser hinzufügen.
**2.** Das Wasser zum Kochen bringen, Hitze herunterschalten und 20 Minuten kochen lassen.
**3.** Abschalten und vor dem Servieren noch 10 Minuten stehen lassen.

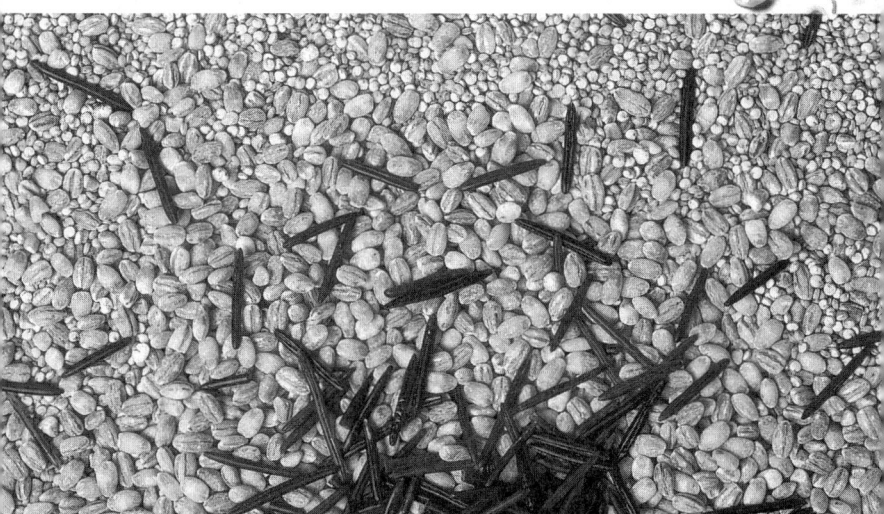

## ABENDESSEN

► Kalte Gurkensuppe mit Krautsalat

## Kalte Gurkensuppe

**2 PORTIONEN**    3 Salatgurken
4 Frühlingszwiebeln, in feinen Scheiben
500 ml Wasser
Saft von einer halben Zitrone
6 bis 8 Minzeblättchen
50 g Bohnenkeimlinge

1. Eine Gurke halbieren und fürs spätere Garnieren fein würfeln.
2. Die verbliebenen Gurken schälen, halbieren und mit einem Teelöffel die Kerne entfernen.
3. Die entkernten Gurken mit den Frühlingszwiebeln in der Küchenmaschine zu einem glatten Brei pürieren.
4. Zitronensaft und Minzeblätter hinzufügen und weiter mixen.
5. In Suppenschalen füllen und kalt stellen. Vor dem Servieren mit Bohnenkeimlingen und Gurkenwürfeln bestreuen.

# Trinken Sie!

Trinken Sie tagsüber warmes Wasser. Außerdem dürfen Sie abwechselnd Salbeitee und Pau d'Arco-Tee trinken (Kräutertee).

## Krautsalat

1 Möhre, geputzt und geraspelt
1 Frühlingszwiebel
10 g Walnusskerne
1 kleiner Weißkohl,
geraspelt (ohne Herz)
1 Stange Sellerie
1 EL gehackter Koriander
oder gehackte Petersilie
15 g frische grüne Erbsen
3 Radieschen, fein gehackt

*Für das Dressing Folgendes*
*pürieren:*
4 EL Hanföl
1 Hand voll Rucola,
gewaschen und geputzt
2 EL Pinienkerne
1 Knoblauchzehe, geschält und
zerdrückt

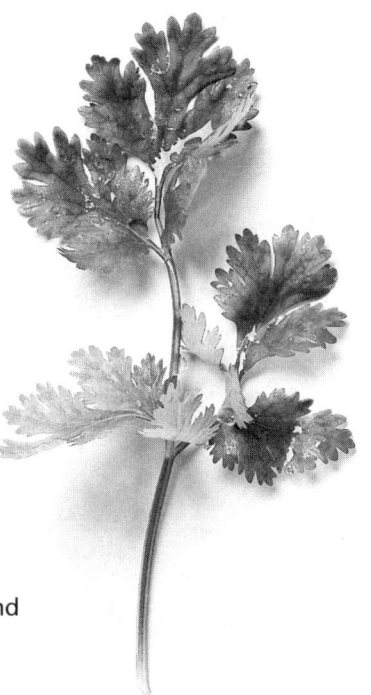

**SPÄTER ABEND**

▶ 2 EL Olivenöl oder Hanföl in 200 ml Grapefruitsaft (pink)
einrühren und trinken.

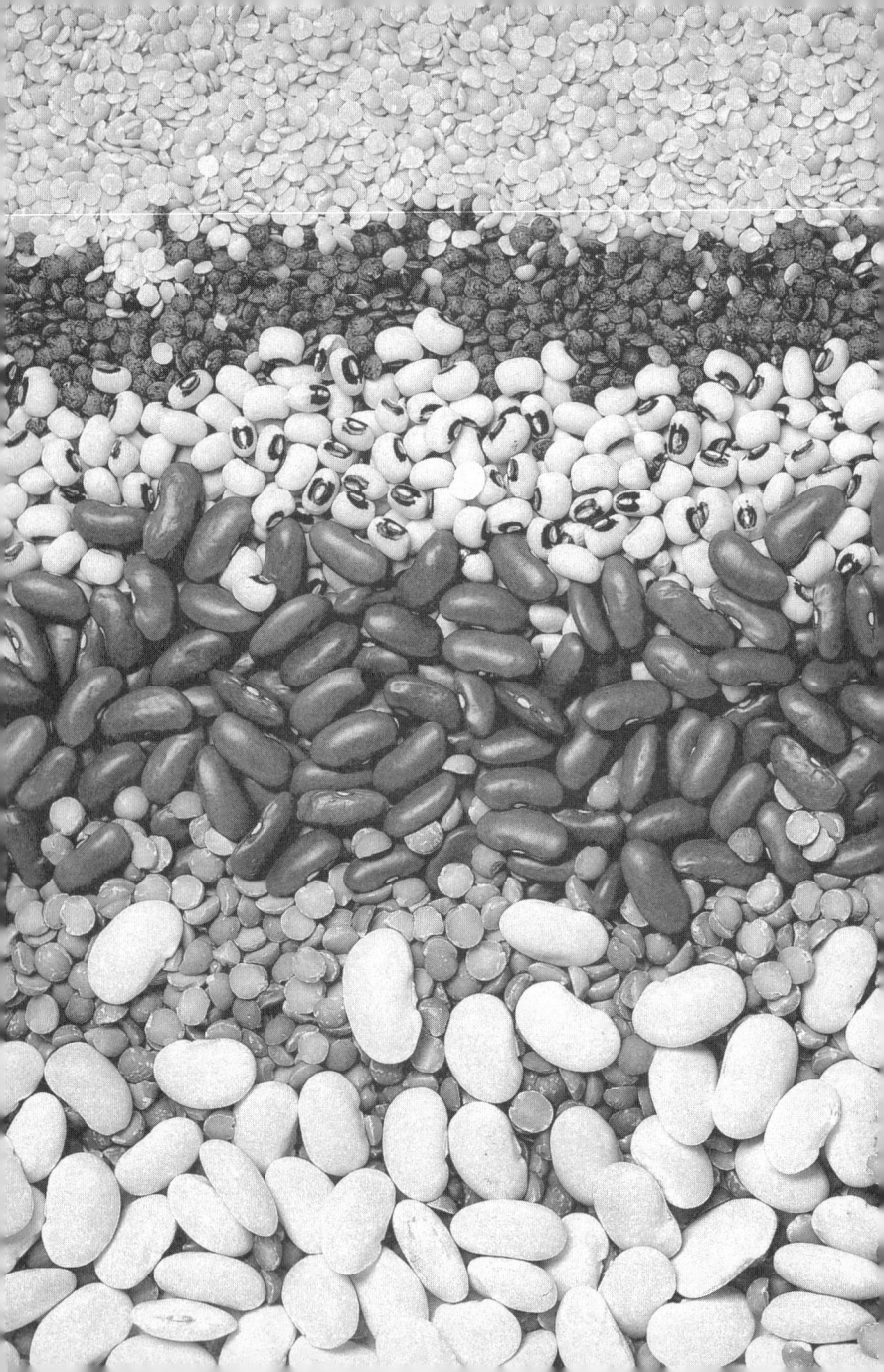

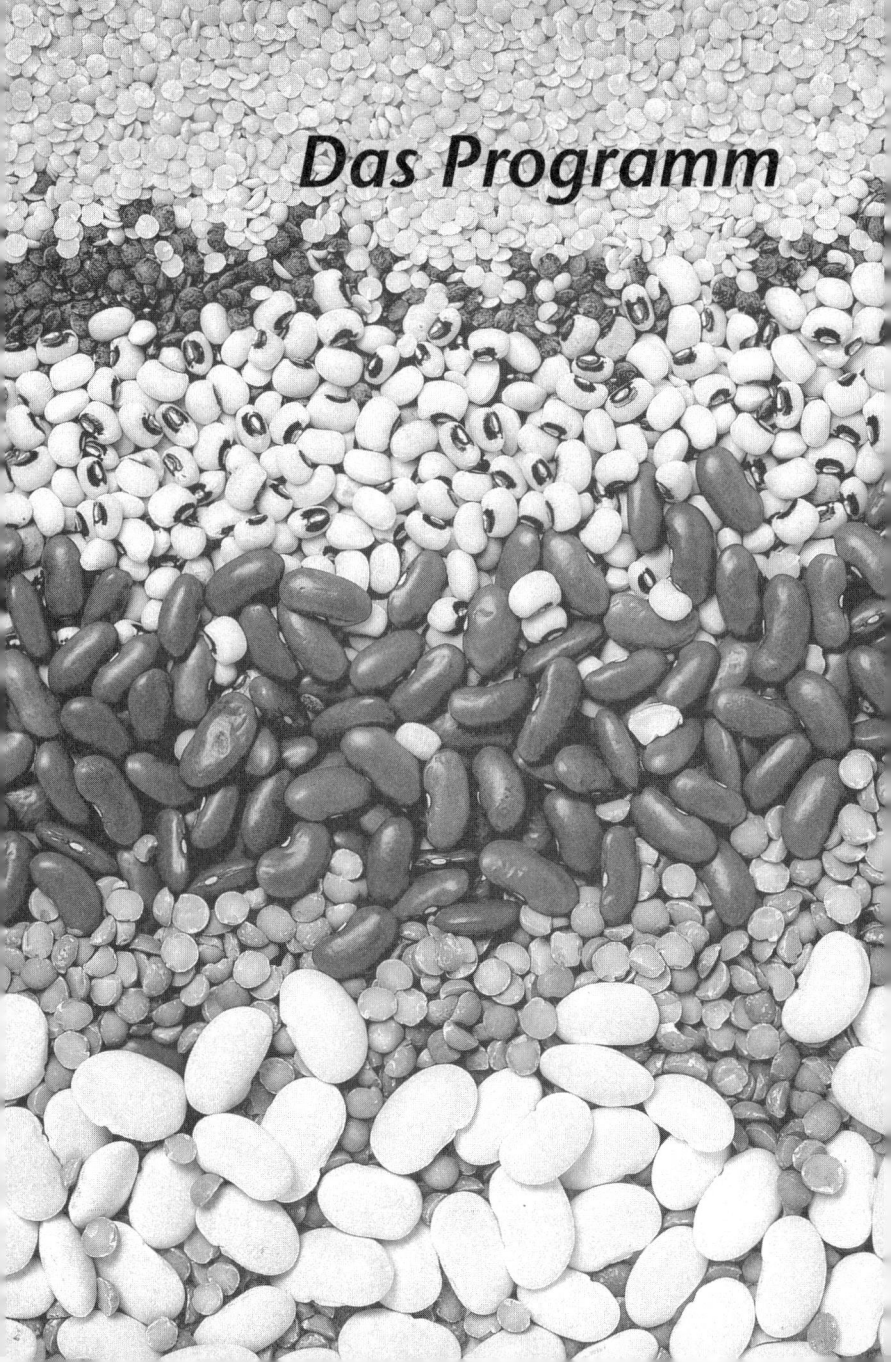

*Das Programm*

# 1. Tag

▶ 1 Tasse warmes Wasser mit einem Spritzer Zitrone
▶ 1 Tasse Brennnesseltee
▶ Danach gibt es Obst- oder Beerensalat und eine Schale Haferbrei.

## Beerensalat

1 PORTION   1 kleine Schale Blaubeeren
1 kleine Schale Himbeeren
1 kleine Schale Erdbeeren

## Haferbrei

Wenn Sie noch Hunger haben, dürfen Sie sich einen Teller Haferbrei gönnen. Warten Sie vorher jedoch 20 Minuten, bis die Früchte verdaut sind.

1 PORTION   100 g Haferflocken
400 ml Wasser oder Reismilch
Etwas Zimt

1. Die Haferflocken mit Wasser oder Reismilch in einem Topf verrühren.
2. Zum Kochen bringen, Hitze herunterschalten und 15 bis 20 Minuten köcheln lassen.
3. Mit etwas Zimt abschmecken.

## ZWEITES FRÜHSTÜCK

► Gemüsesaft oder zwei Stangen Sellerie mit Dip (Dips siehe Seite 291)

## Gemüsesaft

1 PORTION   2 Stangen Sellerie
6 Möhren

Alle Zutaten entsaften. Den Saft langsam trinken.

## MITTAGS

## Tunfisch-Blattsalat

1 PORTION   1 kleiner Beutel Brunnenkresse,
Spinat- und Rucola-Blätter
200 g Tunfisch aus der Dose in Wasser
1 Hand voll Kirschtomaten, halbiert
Ein paar Gurkenscheiben
1 bis 2 TL frischer Dill, gehackt
1 Spritzer Zitronensaft

1. Kresse und Blätter waschen und in eine Schüssel geben.
2. Den abgetropften Tunfisch darauflegen und mit einer Gabel in mundgerechte Stücke rupfen.
3. Kirschtomaten, Gurkenscheiben und Dill hinzufügen.
4. Direkt vor dem Servieren mit frisch gepresstem Zitronensaft beträufeln.

## ZUR KAFFEEZEIT

▶ Gemüsesaft oder eine ganze, gelbe Paprika, fein gewürfelt.

## Gemüsesaft

1 PORTION    6 Stangen Sellerie
1 Gurke
1 gelbe Paprika

Alle Zutaten entsaften. Den Saft langsam trinken.

## ABENDESSEN

## Gedünstete Hähnchenbrust in Ingwermiso mit Chinakohl

1 PORTION    1 Hähnchenbrust aus Freilandhaltung
300 ml Gemüsebrühe (auch aus Brühwürfel)
1 EL Bio-Miso
1 bis 2 cm frischer Ingwer
2 Knoblauchzehen, geschält und gehackt
3 EL frischer Koriander
½ rote Paprika, fein gewürfelt
1 Hand voll Bohnenkeimlinge
2 Chinakohl, geputzt und grob gehackt;
2 Blätter zum Anrichten aufheben

1. Ofen auf 200 °C vorheizen. Hähnchenbrust in die Mitte eines großen Stücks Alufolie legen.

2. Brühe in einem kleinen Topf zum Kochen bringen. Miso, Ingwer, Knoblauch und 1 EL Koriander hinzufügen.

3. Alufolie zur Schale formen und die gewürzte Brühe darüberlöffeln. Die Folie zu einem Päckchen zusammenknüllen. Auf ein Backblech setzen und 10 Minuten backen.

4. Den Chinakohl auf einem Teller anrichten. Das gegarte Hähnchenfleisch auf den Chinakohl setzen und mit Paprikawürfeln und Bohnenkeimlingen bestreuen.

5. Mit den zwei ganzen Blättern Chinakohl und dem restlichen Koriander dekorieren. Sofort servieren.

## *Vegetarische Alternative:*
## Marinierter Gemüsetofu

**2 PORTIONEN**  175 g kalter Tofu, in 1,5 cm breite Würfel geschnitten
1 mittelgroße Möhre, geputzt und in Scheiben
1 rote Paprika, in Schnitzen
75 g Zuckerschoten
60 g Brokkoliröschen
20 g Cashewkerne
2 Frühlingszwiebeln, in feinen Ringen

*Für die Marinade:*
2 EL weizenfreie Tamarisoße
1 Knoblauchzehe, geschält und zerdrückt
1 TL frischer Ingwer, fein gehackt

1. Die Marinade in einem Suppenteller anrühren und den Tofu 10 Minuten darin marinieren.
2. Möhre, Paprika, Zuckerschoten und Brokkoli in kalt gepresstem Sonnenblumenöl mit etwas Wasser 3 Minuten
andünsten.
3. Tofu mit einem Schaumlöffel aus der Marinade heben und
mit den Cashewkernen und den Frühlingszwiebeln in die
Pfanne geben.
4. Ein bis zwei Minuten unter vorsichtigem Wenden mit anbraten, bis der Tofu heiß ist.

*Trinken Sie jeden Abend eine
Stunde vor dem Schlafengehen
eine Tasse warmes Wasser.*

# 2. Tag

▶ 1 Tasse warmes Wasser mit einem Spritzer Zitrone
▶ 1 Tasse Löwenzahntee
▶ Danach gibt es einen Smoothie.

## Pfirsich-Mango-Smoothie

1 PORTION
1 große Mango, entsteint und gehackt
1 Pfirsich, entsteint und gehackt
1 Banane, in Scheiben
200 ml Wasser
1 kleine Schale Blaubeeren

1. Alle Zutaten bis auf die Blaubeeren glatt pürieren.
2. Für eine dünnere Konsistenz mehr Wasser hinzugeben.
3. Über die Blaubeeren gießen und trinken.

▶ Eine Schale Trauben.

## MITTAGS

▶ Misosuppe, gefolgt von Avocadosalat mit Pinienkernen

## Misosuppe

Einfach etwas Misopulver in eine Tasse Wasser rühren und trinken. Miso gibt es in unterschiedlichen Geschmacksrichtungen, manchmal auch mit Tofu. Ganz leicht.

## Avocadosalat mit Pinienkernen

**2 PORTIONEN**   2 kleine Salatherzen
1 Avocado
4 Tomaten, geviertelt
1 rote Paprika, in Streifen
1 gelbe Paprika, in Streifen
1 Hand voll frischer Basilikumblätter
1 Hand voll Alfalfasprossen (auf Wunsch)
1 Hand voll Radieschen (auf Wunsch)
2 EL Olivenöl (extra vergine) oder Hanföl
3 EL Pinienkerne

1. Die Salatherzen teilen und waschen.
2. Den Salat in einer großen Schüssel mit Avocado, Tomaten, Paprika und Basilikum anrichten.
3. Eine großzügige Portion Alfalfasprossen darübergeben und mit einer Hand voll Radieschen garnieren.
4. Mit 2 EL Olivenöl oder Hanföl beträufeln und 2 bis 3 EL Pinienkerne darüberstreuen.

▶ Gurkenscheiben und Möhrenstreifen mit Hummus. Mit Dill würzen.

## Gedünsteter Seeteufel mit Estragonsoße

Für dieses Gericht eignet sich jeder feste, weiße Fisch. Mit Seeteufel schmeckt es jedoch besonders gut. Bleiben Sie bei allen Rezepten gelassen, wenn Sie bestimmte Zutaten nicht auftreiben können. Ich möchte Ihnen nur Anregungen geben.

**2 PORTIONEN**

140 g junger Spinat, geputzt
2 reife Rispentomaten, in Scheiben
500 ml Wasser
1 Lorbeerblatt
1 bis 2 cm frischer Ingwer, geschält
1 Stängel Zitronengras
2 Knoblauchzehen, geschält
1 Blatt Kaffernlimette oder etwas Limettensaft
1 TL frische Misopaste
200 g frischer Seeteufel
1 große Hand voll frischer Estragon
2 TL Olivenöl

1. Spinat und Tomaten auf einem Servierteller anrichten.
2. Wasser mit Lorbeerblatt, Ingwer, Zitronengras, Knoblauch, Limettenblatt und Miso zum Kochen bringen. 5 Minuten

kochen lassen, und dann auf leichtes Sieden zurückschalten.

3. Den Fisch 3 bis 4 Minuten dünsten (oder bis er sich auf Berührung fest anfühlt).

4. Den Fisch aus dem Topf nehmen und warm halten, während Sie die Soße fertig stellen.

5. Weiterkochen, bis die Flüssigkeit um die Hälfte reduziert ist.

6. Vom Herd nehmen und in eine kleine Schale abseihen. Die Gewürze herausfischen und wegwerfen.

7. Estragon und Öl hinzufügen und kurz mit dem Pürierstab oder in einer kleinen Küchenmaschine glatt pürieren.

8. Den Fisch auf den Spinat und die Tomaten legen, die Soße darüberlöffeln und servieren.

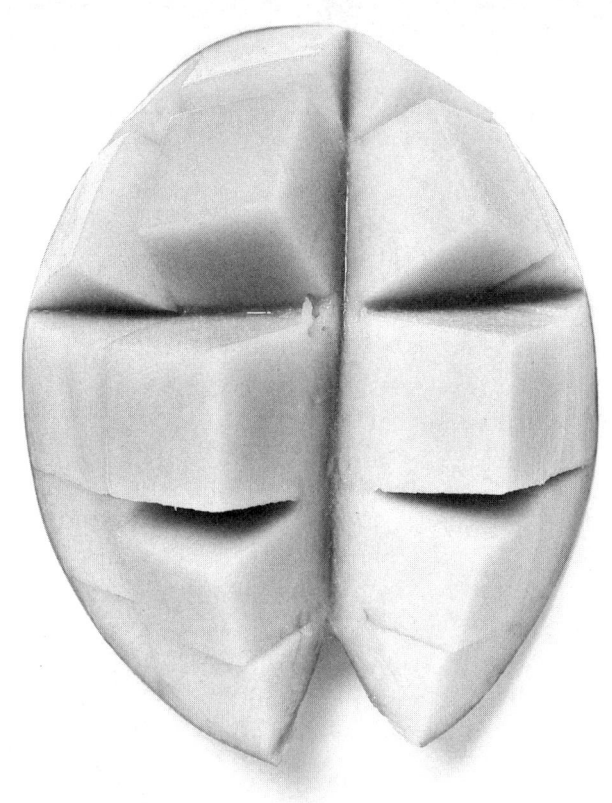

*Essen Sie Mangos, wenn Sie von innen heraus gut duften möchten. Die Mango wirkt wie ein inneres Deodorant, weil sie Antioxidanzien enthält, die zur Beseitigung der Bakterien beitragen, die Körpergeruch erzeugen.*

# 3. Tag

- ▶ 1 Tasse warmes Wasser mit einem Spritzer Zitrone
- ▶ 1 Tasse Brennnesseltee
- ▶ Danach gibt es einen Smoothie.

## Erdbeersmoothie

**1 PORTION** 1 kleine Schale Erdbeeren, geputzt

½ kleine Schale Himbeeren

2 reife Birnen, entkernt und gehackt

1 Apfel, entkernt und gehackt

200 ml Wasser

Alle Zutaten glatt pürieren.

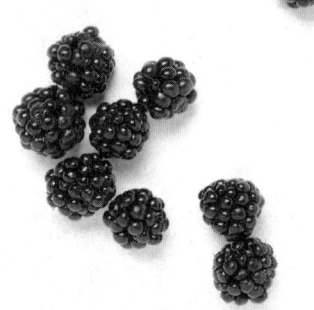

- ▶ 4 Blätter Chicoree mit Hummus und Kirschtomaten belegen.

▶ Gebackene Süßkartoffel mit Alfalfasprossen und Rote-Bete-Salat

## Süßkartoffel

Eine große Süßkartoffel 30 Minuten im Ofen backen. In der Zwischenzeit den Salat zubereiten.

## Rote-Bete-Salat

Junge Rote Bete eignen sich für diesen Salat am besten. Sie können aber auch größere nehmen und sie vor dem Anrichten schälen.

1 PORTION
500 g kleine Rote Beten
1 EL Apfelessig
½ Salatgurke, in dünnen Scheiben
1 EL Sesamsamen
2 EL Alfalfasprossen

1. Die Roten Bete gut abschrubben. Stängel auf 3 bis 4 cm kürzen. Im Dämpfeinsatz in 7 bis 10 Minuten garen (Garzeit je nach Größe).
2. Die Knollen leicht abkühlen lassen, dann halbieren und mit der Gurke auf einem Servierteller arrangieren.
3. Essig darüberträufeln, mit Sesam und Alfalfasprossen bestreuen und servieren.

## ZUR KAFFEEZEIT

▶ Gemüsesaft oder eine Hand voll ungesalzene Mandeln aus biologischem Anbau (wenn Sie die Mandeln vorher in Wasser einweichen, sind sie noch leichter verdaulich).

## Gemüsesaft

1 PORTION      4 Möhren

½ Rote Bete

2 Stangen Sellerie

Alle Zutaten entsaften. Den Saft langsam trinken.

## ABENDESSEN

▶ Suppe mit Fenchel-Kohl-Salat

## Weiße-Bohnen-Suppe

Meine cremige Weiße-Bohnen-Suppe spricht alle an, die sahnige Suppen mögen. Koriander bekommt man im Bioladen oder im Reformhaus. Sie können ihn in einer sauberen Pfeffermühle selbst mahlen. Heben Sie eine Portion für morgen Mittag auf.

4 PORTIONEN      1 Zwiebel, geschält, gewürfelt

2 Stangen Lauch, geputzt und in Scheiben

2 Knoblauchzehen, geschält und gehackt

1 TL Olivenöl

500 ml Gemüsebrühe oder Wasser

2 Lorbeerblätter
1 kleiner Bund Petersilie
Koriander, frisch gemahlen
450 g Cannelini-Bohnen aus der Dose,
abgetropft
Frischer Schnittlauch zum Garnieren

1. Zwiebelwürfel, Lauch und Knoblauch mit Olivenöl und etwas Wasser in einem mittelgroßen Topf andünsten. Bei mäßiger Hitze 5 Minuten garen, bis das Gemüse leicht weich wird. Es soll nicht bräunen.

2. Die Gemüsebrühe aufkochen und über das Gemüse gießen. Lorbeerblätter und Petersilie hinzufügen. Mit Koriander würzen.

3. Suppe erneut aufkochen und 15 Minuten leicht sieden lassen.

4. Bohnen hinzugeben und noch 3 bis 4 Minuten auf niedrigster Stufe erwärmen.

5. Topf vom Herd nehmen und leicht abkühlen lassen. Lorbeerblätter entnehmen. Mit einem Pürierstab oder in der Küchenmaschine pürieren.

6. In vorgewärmte Suppenteller füllen, mit frischem Schnittlauch bestreuen und sofort servieren.

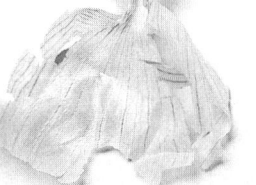

## Fenchel-Kohl-Salat

2 PORTIONEN    350 g Rotkohl

1 Fenchel, geputzt und in Scheiben

2 Stangen Sellerie, geputzt und in Scheiben

2 Frühlingszwiebeln, geputzt und in Ringen

4 EL frisch gepresster Zitronensaft

3 EL Olivenöl

50 g Walnusskerne, grob gehackt

1. Die Außenblätter des Rotkohls abnehmen. Das Herz herausschneiden und wegwerfen.
2. Rotkohl sehr fein raspeln und in eine Schüssel geben. Es sollten ungefähr 275 g Kohlraspel werden.
3. Fenchel, Sellerie, Frühlingszwiebeln, Zitronensaft und Öl hinzufügen. Gut vermengen und direkt vor dem Servieren mit Walnüssen bestreuen.

*Fenchel befreit den Verdauungs-trakt von Fett und Schleim und zügelt auf natürliche Weise den Appetit.*

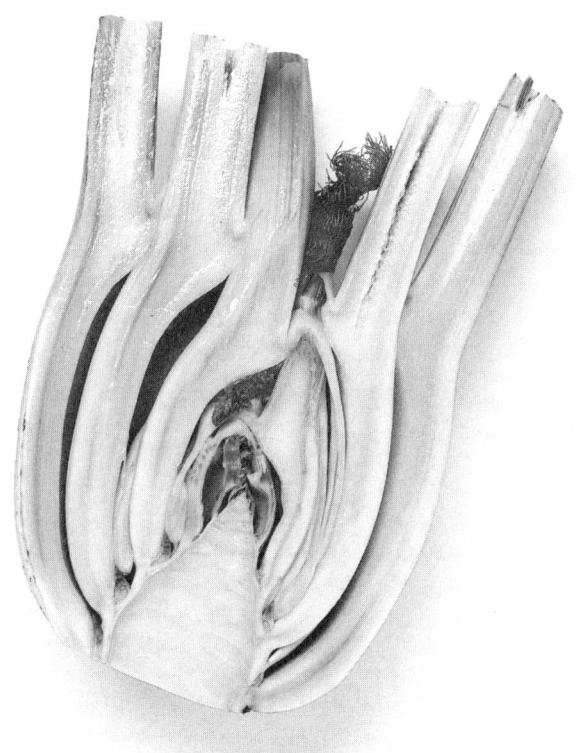

# 4. Tag

## FRÜHSTÜCK

▶ 1 Tasse warmes Wasser
▶ 1 Tasse Löwenzahntee
▶ Danach gibt es Obstsalat und feinen Quinoabrei.

## Obstsalat

1 Apfel
1 Birne
1 Pfirsich
2 Aprikosen

## Feiner Quinoabrei

Nehmen Sie ganze Körner, keine Flocken. Und denken Sie daran, dass zwischen dem Obstsalat und dem Brei mindestens 20 Minuten Pause liegen sollten. Wenn Sie es eilig haben, nehmen Sie den Quinoabrei in einem Behälter mit zur Arbeit.

**1 BIS 2 PORTIONEN**
150 g Quinoa
350 ml Wasser
2 TL Sesamsamen
Getrocknete, gemischte Kräuter
(auf Wunsch)

**1.** Quinoa und Wasser in einem Topf aufkochen und 8 Minuten köcheln lassen.

2. Den Brei noch ein paar Minuten stehen lassen, dann servieren.

3. Auf Wunsch nach persönlicher Vorliebe mit getrockneten Kräutern würzen.

## ZWEITES FRÜHSTÜCK

▸ Saft von zwei ganzen Grapefruits (pink).

## MITTAGS

▸ Weiße-Bohnen-Suppe vom Vorabend, dazu Avocado-Majo mit Zitronenschale und Gemüsestreifen zum Dippen (rohes Gemüse in Streifen oder mundgerechte Stücke schneiden).

## Avocado-Majo mit Zitronenschale

**2 PORTIONEN**    1 reife Avocado
½ TL fein geriebene Zitronenschale
2 EL frisch gepresster Zitronensaft

1. Alle Zutaten mit einem Pürierstab glatt pürieren (oder mit einer Gabel sehr gut zerdrücken). Auf Wunsch ruhig etwas mehr Zitronensaft hinzufügen.

2. In eine kleine Schale füllen und mit luftdichter Folie verschließen, damit die Creme nicht braun wird.

3. Bis zum Verzehr kühl lagern. Im Kühlschrank 24 Stunden haltbar.

## ZUR KAFFEEZEIT

▸ Eine Schale Kirschen.

## ABENDESSEN

▸ Überbackene Adzukibohnen mit Wirsing, grünen Bohnen oder Brokkoli

## Überbackene Adzukibohnen

Es ist mal wieder so weit: Zeit für meine Adzukibohnen! Sie entkommen mir nicht! Aber in diesem neuen Gericht schmecken die gesunden Böhnchen ganz anders. Dieses Rezept ergibt zwei großzügige Portionen. Sparen Sie also die Hälfte für das morgige Mittagessen auf.

**2 PORTIONEN**

1 EL Olivenöl plus etwas Öl zum Bestreichen

1 mittelgroße Zwiebel, geschält und gewürfelt

2 Knoblauchzehen, geschält und zerdrückt

1 kleine gelbe Zucchini, geschält und gewürfelt

1 große Möhre, geputzt und gewürfelt

1 Stange Sellerie, geschält und in Scheiben

500 ml heißes Wasser

1 TL Gemüsebrühe (Pulver) aus Bioanbau

165 g gekochte Adzukibohnen

1 mittelgroßer Lauch, geputzt und in Ringen

2 TL Maismehl oder Pfeilwurzelmehl, mit 1 EL kaltem Wasser zu einer glatten Paste gerührt

1 bis 2 Süßkartoffeln, in 5 mm starken Scheiben

1. Das Öl in einem großen Topf mit etwas Wasser erhitzen. Das Gemüse wird dadurch nicht gebraten, sondern eher gedünstet.

2. Zwiebel und Knoblauch 3 Minuten unter gelegentlichem Umrühren andünsten.

3. Zucchini, Möhre und Sellerie hinzufügen. 2 Minuten mit Zwiebel und Knoblauch mitgaren, dabei regelmäßig umrühren.

4. Das aufgekochte Wasser über das Gemüse gießen. Gemüsebrühe unterrühren.

5. Einmal aufkochen, herunterschalten und 10 Minuten leicht sieden lassen.

6. Ofen auf 200 °C (Gas Stufe 6) vorheizen.

7. Adzukibohnen und Lauchringe unter das Gemüse rühren. Wieder zum Sieden bringen und weitere 5 Minuten kochen lassen, dabei gelegentlich umrühren.

8. Maismehl- oder Pfeilwurzelpaste hineinrühren und unter Rühren etwa 1 Minute aufkochen, bis die Suppe eindickt.

9. Vom Herd nehmen und vorsichtig in eine ofenfeste Form umfüllen.

10. Süßkartoffelscheiben auf das Bohnengemüse legen, mit etwas Öl bepinseln und etwa 30 Minuten backen (bis die Kartoffel weich ist).

11. Dazu gibt es frisch gekochten Wirsing, grüne Bohnen oder Brokkoli und frische Zuckererbsen.

*Ein Lobgesang auf die Adzukibohnen, meine geliebten Schlankheitsbohnen. Sie enthalten zahlreiche Nährstoffe zur Gewichtsregulierung und saugen überschüssige Flüssigkeit auf wie ein Schwamm. Wer Gewicht abbauen will, sollte mindestens einmal die Woche Adzukibohnen essen.*

# 5. Tag

- ▶ 1 Tasse warmes Wasser mit einem Spritzer Zitrone
- ▶ 1 Tasse Slippery-Elm-Tee
- ▶ Danach gibt es Gemüsesaft.

## Pikanter Möhrentrunk

Wenn Sie spät dran sind, gießen Sie den Saft in einen Trinkbecher mit Strohhalm, und trinken Sie unterwegs.

| 1 PORTION | 6 Möhren |
|---|---|
| | ½ TL gehackter Ingwer |
| | 1 Gurke |
| | 1 Stange Sellerie |

Alle Zutaten entsaften. Den Saft langsam trinken.

Jetzt schon die gelben Palerbsen für den Abend in reichlich Wasser einweichen!

- ▶ Zwei Pfirsiche.

## MITTAGS

▸ Überbackene Adzukibohnen vom Vortag. Erwärmen und auf einem Bett aus Salat, Kräutern und Sprossen nach Wahl anrichten.

## ZUR KAFFEEZEIT

▸ Gemüsesaft oder eine Fenchelknolle, gehackt und mit einem Dip serviert (Dips siehe Seite 291).

## Gemüsesaft

1 PORTION   1 Fenchel
½ Rote Bete
1 Gurke

Alle Zutaten entsaften. Den Saft langsam trinken.

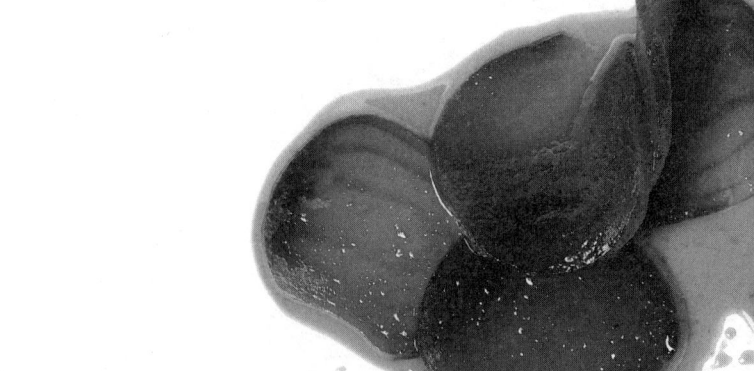

**ABENDESSEN**

► Suppe und chinesischer Salat

## Kinderleichte Erbsensuppe

**4 PORTIONEN**    225 g gelbe Palerbsen, 3 Stunden eingeweicht
1 Süßkartoffel, geputzt und in Stücken
2 Möhren, geputzt und in Stücken
2 Zwiebeln, geschält und gehackt
1 EL salzfreie Gemüsebrühe

1. Erbsen durch ein Sieb gießen und unter kaltem Wasser gut abspülen. Mit 1,5 l Wasser in eine Pfanne geben.
2. Zum Kochen bringen und Schaum abschöpfen.
3. Süßkartoffel, Möhren, Zwiebel und Brühe hinzufügen.
4. 10 Minuten kochen, dann herunterschalten und weitere 15 Minuten leise sieden lassen.
5. Komplett pürieren oder nur die Hälfte pürieren und dann mit der nicht pürierten Suppe verrühren – so bleibt die Suppe stückiger.
6. In vorgewärmte Suppenschalen füllen, jede Portion mit reichlich frischen Alfalfasprossen bestreuen und sofort servieren. Eine Portion für morgen Mittag aufheben.

## Chinesischer Salat

**1 PORTION**  1 Zucchini

½ Gurke

½ rote oder gelbe Paprika

1 Möhre, geputzt

2 Frühlingszwiebeln, in Ringen

Bohnensprossen

Grüner Blattsalat

*Für das Dressing:*

1 EL weizenfreie Tamarisoße

1 TL Sesamöl

2 EL Wasser

1 Knoblauchzehe, geschält und zerdrückt

1. Zucchini, Gurke, Paprika und Möhren in lange, feine Streifen raspeln.
2. Mit den Frühlingszwiebelringen und den abgespülten Bohnensprossen vermengen.
3. Tamarisoße, Sesamöl, Wasser und Knoblauch verrühren.
4. Das Dressing über den Salat träufeln.
5. Auf grünem Salat anrichten.

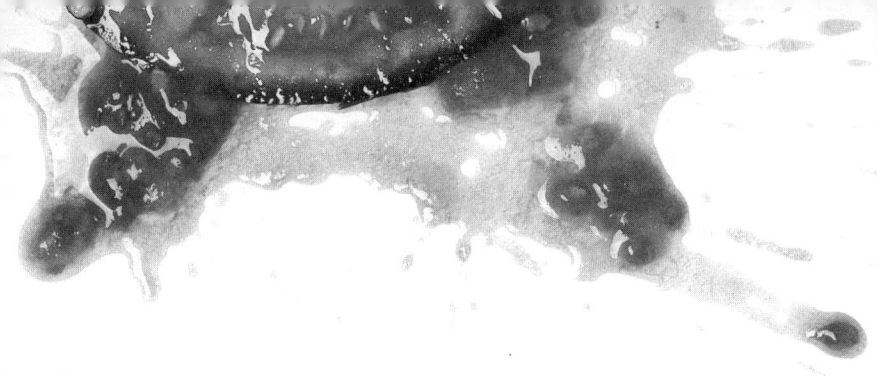

Gurken unterstützen phantastisch beim Abnehmen und sind wegen ihrer entwässernden Eigenschaften gut gegen Aufstoßen. Also rümpfen Sie nicht die Nase, sondern essen Sie reichlich Gurke und machen Sie auch jede Menge Saft daraus.

# 6. Tag

▶ 1 Tasse warmes Wasser mit einem Spritzer Zitrone
▶ 1 Tasse Löwenzahntee
▶ Danach gibt es einen Smoothie.

## Pflaumen-Birnen-Nektar

Dieser Smoothie schmeckt auch sehr fein, wenn man ein paar Beeren hineinpüriert.

| 1 PORTION | 3 Pflaumen, entsteint und halbiert |
|---|---|
| | 3 Nektarinen, entsteint und geviertelt |
| | 3 reife Birnen, entkernt und in Stücken |
| | 200 ml Wasser |

Alle Zutaten weich und cremig pürieren.

Jetzt schon die Mungbohnen für das Abendessen einweichen.

▶ 1 reife Banane

▶ Kinderleichte Erbsensuppe (vom Vortag) mit Avocado und Salat.

## Kinderleichte Erbsensuppe

Die Suppe mit geschälten Hanfsamen und/oder Alfalfasprossen bestreuen.

## Avocado

Eine reife Avocado, halbiert und entsteint.

## Roter Brokkolisalat mit Radieschen

Die Pistazienkerne verleihen diesem Salat angenehmen Biss. Wenn Sie jedoch unbedingt abnehmen möchten, sollten Sie die Pistazien vorläufig lieber weglassen.

1 PORTION
- 75 g rote Brokkoliröschen, geputzt
- 30 g frische Radieschen, in Scheiben
- 25 g frische Erbsen, enthülst
- ½ EL Mirin
- 1½ EL weizenfreie Tamarisoße
- 1 EL Pistazien (auf Wunsch)

1. Brokkoli längs halbieren und in mundgerechte Stücke schneiden. Auf einem Salatteller anrichten.
2. Radieschen und Erbsen darüberstreuen. Mit Mirin und Tamari beträufeln.
3. Pistazien darüberstreuen und sofort servieren.

## ZUR KAFFEEZEIT

▶ 4 Blätter Chicoree mit Hummus und Kirschtomaten.

## ABENDESSEN

▶ Mungbohnen-Kasserolle für Genießer mit Naturreis und Salat

## Mungbohnen-Kasserolle für Genießer

**4 BIS 6 PORTIONEN**   250 g Mungbohnen, 6 Stunden in
1 l kaltem Wasser eingeweicht
1 l Wasser oder Gemüsebrühe
1 TL Fenchelsamen
180 g Sellerieknolle, geschält und
gewürfelt
100 g Selleriestangen, gehackt
150 g Lauch, geputzt und gehackt
2 kleine Pak Choi oder Chinakohl
Brunnenkresse oder Rucola

1. Mungbohnen abgießen und gut waschen.
2. Wasser oder Brühe aufkochen, Bohnen hinzugeben und 10 Minuten köcheln lassen. Allen weißen Schaum abschöpfen, der sich an der Oberfläche absetzt.
3. Fenchelsamen und Sellerieknolle hinzugeben und weitere 10 Minuten köcheln lassen.
4. Selleriestange und Lauch hinzugeben und weitere 10 Minuten köcheln lassen.

5. Vom Herd nehmen. Bok Choi unterrühren, in vorgewärmte Teller füllen und mit Brunnenkresse oder Rucola bestreuen.

6. Als Beilage gibt es einen einfachen grünen Blattsalat und Naturreis. Eine Portion für morgen Mittag aufheben.

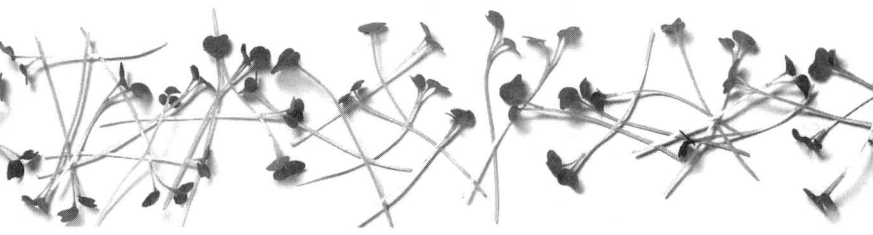

*Mungbohnen sind mein bevorzugtes Entschlackungsmittel. Viele Menschen wissen schon, dass ich ein großer Fan der Mungbohne bin. Diese Bohnen haben eine kurze Garzeit und sind ausgezeichnet verdaulich. Ich verwende sie, um den Körper von Toxinen oder Übersäuerung durch schlechte Ernährung zu befreien. Außerdem geben Mungbohnen ihre Energie allmählich ab und halten so den Blutzucker stabil.*

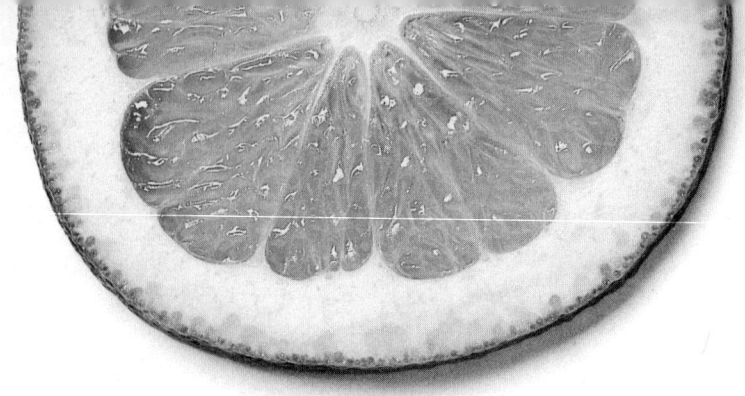

# 7. Tag

- ▶ 1 Tasse warmes Wasser mit einem Spritzer Zitrone
- ▶ 1 Tasse Löwenzahntee
- ▶ Danach gibt es einen Smoothie.

## Karibikcocktail

**1 PORTION**    ½ Ananas

1 Mango, entsteint und gehackt

1 Banane, in Scheiben

1 Pflaume, entsteint und halbiert

Alle Zutaten glatt und cremig pürieren.

- ▶ Ein Apfel oder mehrere.

MITTAGS

▶ Mungbohnen-Salat aus Mungbohnen-Kasserolle für Genießer

## Mungbohnen-Salat

1 PORTION  1 Portion Mungbohnen-Kasserolle für Genießer
und Naturreis-Reste vom Vortag
60 g Radieschen
3 Frühlingszwiebeln
1 EL Zitronensaft
50 g Rucola
2 EL geschälte Hanfsamen (auf Wunsch)

1. Überschüssige Flüssigkeit von den Bohnen abgießen.
2. Kasserolle mit den übrigen Zutaten in eine Salatschüssel geben und vermengen. Sofort servieren.

ZUR KAFFEEZEIT

▶ Gemüsesaft oder eine Hand voll ungesalzener Haselnüsse (möglichst aus Bioanbau).

## Gemüsesaft

1 PORTION  1 Hand voll Spinat, geputzt
6 Möhren
3 Stangen Sellerie

Alle Zutaten entsaften. Den Saft langsam trinken.

**A B E N D E S S E N**

► Gebackener weißer Fisch mit Erbsen in Minzsoße auf Salat

## Gebackener weißer Fisch mit Erbsen in Minzsoße

Für dieses Rezept können Sie jeden weißen Fisch verwenden, zum Beispiel Schellfisch oder Kabeljau. Es ist eine gute Mahlzeit auf die Schnelle, wenn man von der Arbeit kommt.

**4 PORTIONEN**
1 TL Öl
4 Fischfilets ohne Haut (je 100 g)
1 Zitrone, in Scheiben
2 Knoblauchzehen, geschält und in Scheiben
Einige Zweige Dill oder Fenchel
125 g frische oder Tiefkühlerbsen
Ein großer Zweig frische Minze
1 TL Mirin

1. Ofen auf 200 °C (Gas Stufe 6) vorheizen.
2. Ein großes Stück Alufolie in der Mitte mit Öl auspinseln. Den Fisch auf die Folie legen und mit Zitronenscheiben und Knoblauch belegen. Dill oder Fenchel darüberstreuen. Die Folie zu einem Päckchen schließen, zusammendrehen und auf ein Backblech setzen.
3. In den Ofen schieben und 6 bis 7 Minuten backen. Aus dem Ofen nehmen und 10 Minuten stehen lassen.
4. Wasser in einem kleinen Topf aufkochen und die Erbsen mit der Minze darin kochen (frische Erbsen 1 bis 2 Minuten, tiefgekühlte 30 Sekunden). Vom Herd nehmen und abgießen.

**5.** Erbsen mit Mirin in eine kleine Schale geben und mit einer Gabel zerdrücken.

**6.** Erbsen und Fisch auf vier vorgewärmte Teller verteilen und mit ein paar frischen, grünen Blättern Salat sofort servieren.

250 ml Buchweizen für die Frühstücksgrütze über Nacht einweichen. So ist die Grütze im Nu fertig.

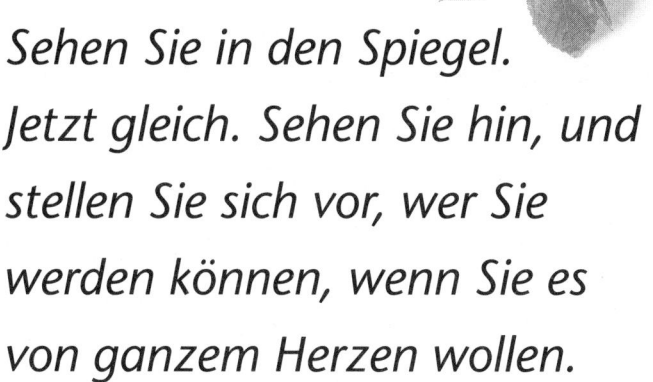

*Sehen Sie in den Spiegel.*
*Jetzt gleich. Sehen Sie hin, und*
*stellen Sie sich vor, wer Sie*
*werden können, wenn Sie es*
*von ganzem Herzen wollen.*

# 8. Tag

- ▶ 1 Tasse warmes Wasser
- ▶ 1 Tasse Löwenzahntee
- ▶ Danach gibt es 1 große Grapefruit und Buchweizenbrei mit Zimt.

*Schon als Kind lernte ich von meinem Vater, wie gut Grapefruits zum Frühstück schmecken. Ich bin froh, dass er so gerne Grapefruit aß, denn sie stecken voller Antioxidanzien.*

## Buchweizengrütze mit Zimt

**1 BIS 2 PORTIONEN**

125 g Buchweizengrütze
1 TL Zitronenschale und 1 Spritzer Zitronensaft
1 cm frische Ingwerwurzel, geschält und fein gerieben
1 Zimtstange, zerbrochen
Geschälte Hanfsamen oder Sonnenblumenkerne (auf Wunsch)

1. Buchweizen, Zitronenschale, Zitronensaft, Ingwer und Zimt mit 500 ml Wasser aufkochen. Hitze herunterschalten und 20 Minuten leicht köcheln lassen.

2. Vor dem Servieren mit Hanfsamen oder Sonnenblumen-kernen bestreuen.

## ZWEITES FRÜHSTÜCK

► Frische Beerennester (Erdbeeren, Johannisbeeren, Brombeeren oder Blaubeeren).

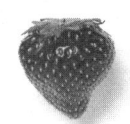

## MITTAGS

► Bohnensalat

## Bohnensalat

**2 PORTIONEN**    1 Dose weiße Bohnen ohne Zucker oder Salz

½ rote Zwiebel, fein gewürfelt

1 Knoblauchzehe, geschält und zerdrückt

1 EL frische Petersilie, gehackt

2 EL Olivenöl, extra vergine

2 TL Apfelessig

8 bis 10 grüne Bohnen

1 kleine Tüte gemischter Salat mit Kräutern

1 Chicoree, in Scheiben

1 rote Paprika, fein gewürfelt

1. Bohnen abgießen und kalt abspülen.
2. Bohnen, Zwiebelwürfel, Knoblauch, Petersilie, Olivenöl und Apfelessig in eine Salatschüssel füllen, vermengen und 10 Minuten stehen lassen.
3. Die grünen Bohnen in kochendem Wasser 2 bis 3 Minuten kochen, dann in kaltem Wasser abkühlen lassen.
4. Den gemischten Salat mit den Kräutern in eine zweite Schüssel füllen. Chicoree, rote Paprika und die abgekühlten grünen Bohnen hinzugeben.
5. Die weißen Bohnen mit Dressing über den Salat löffeln und servieren.

### ZUR KAFFEEZEIT

▶ Gemüserohkost (4 Radieschen und 1 gelbe Paprika, in groben Stücken) und Dip (Dips siehe Seite 291).

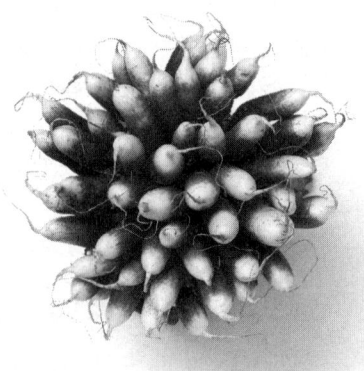

**A B E N D E S S E N**

▸ Frischer Gemüsesaft gefolgt von gebackener gelber Paprika mit Avocado-Soße.

## Gemüsesaft

Na los – Sie schaffen es! Es dauert nur zwei Minuten. Falls Sie tagsüber keinen Gemüsesaft zustande bringen, schenkt er garantiert neue Energie, wenn Sie von der Arbeit kommen.

1 PORTION    4 bis 5 Möhren

1 Gurke

1 Stange Sellerie

Alle Zutaten entsaften. Den Saft langsam trinken.

## Gebackene gelbe Zucchini

Eine Zucchini in den Ofen schieben und backen lassen, während Sie Ihren Saft trinken.

## Avocado-Soße

Für diese Soße können Sie beliebiges frisches Gemüse verwenden. Einfach alles mitpürieren.

1 PORTION    1 Avocado

Frischer Dill

1 großzügige Hand voll Bohnenkeimlinge

1 großzügige Hand voll Alfalfasprossen

2 Radieschen, in Scheiben

Zitronensaft

1. Die Avocado mit Dill, Bohnenkeimlingen und Alfalfasprossen zerdrücken.
2. Etwas Zitronensaft darüberträufeln und mit Radieschenscheiben garnieren.
3. Auf die gebackene Zucchini löffeln und servieren.

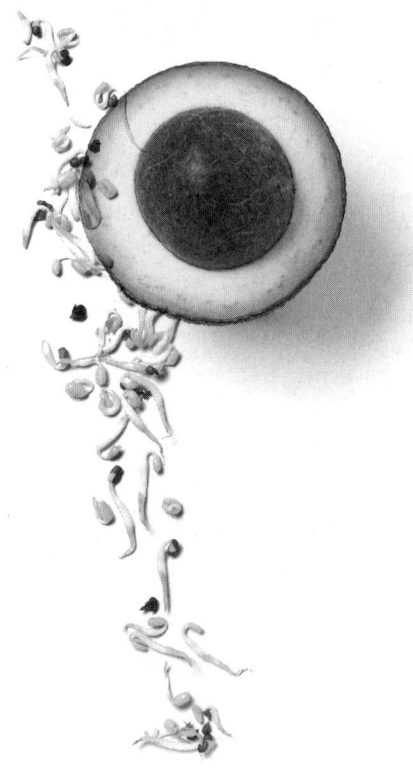

# 9. Tag

FRÜHSTÜCK

- ▶ 1 Tasse warmes Wasser
- ▶ 1 Tasse Löwenzahntee
- ▶ Danach gibt es Obstsalat.

## Obstsalat

**1 PORTION**    1 Banane

½ kleine Schale Blaubeeren

1 Pfirsich

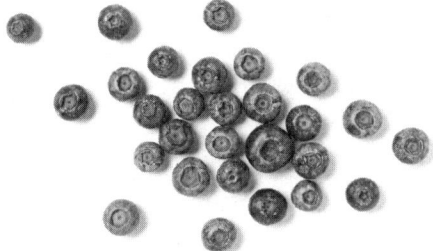 ½ kleine Schale Himbeeren oder Erdbeeren

ZWEITES FRÜHSTÜCK

- ▶ Eine Tasse Instant-Misosuppe. Für etwas Biss vier gehackte Radieschen hineingeben.

## MITTAGS

▶ Fenchelrisotto mit Schnittbohnen

## Fenchelrisotto mit Schnittbohnen

1 PORTION   1 kleine Zwiebel, fein gewürfelt

½ Fenchelknolle, Herz entfernt, fein gehackt

2 Knoblauchzehen, geschält und gehackt

2 TL Olivenöl

1 EL Wasser

100 g Naturreis

250 ml Gemüsebrühe

75 g junge Schnittbohnen

2 EL frisch Kerbel, gehackt

1. Zwiebelwürfel, Fenchel und Knoblauch in Öl und Wasser in einer beschichteten Pfanne 5 Minuten leicht andünsten.

2. Reis hinzugeben und gut unterrühren.

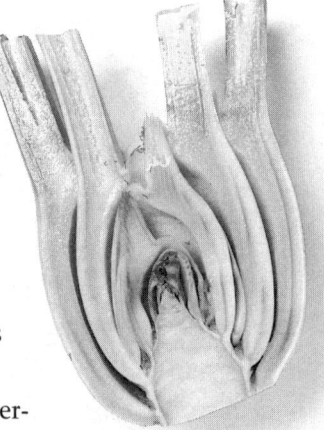

3. Langsam und kellenweise die Brühe hinzugießen. Etwa 15 bis 20 Minuten weiterkochen, bis der Reis zart wird.

4. Schnittbohnen und Kerbel unterrühren und sofort servieren.

▶ 1 kleine Schale Kirsch- oder Cocktailtomaten.

**ABENDESSEN**

▶ Suppe, gefolgt von gebackenem Lachs mit gedämpftem Gemüse.

## Schnelle Suppe

1 PORTION    500 ml Wasser
1 Knoblauchzehe, geschält und gehackt
1 kleines Stück frische Ingwerwurzel, geschält und in feinen Scheiben
110 g fester Tofu, in kleine Würfel geschnitten
8 Zuckerschoten, geputzt und längs in feine Streifen geschnitten
1 kleine rote Paprika, entkernt und in kurze, feine Streifen geschnitten
1 kleine Hand voll frische oder gefrorene Erbsen
1 Chinakohl, in Blätter zerlegt, gewaschen und in Streifen geschnitten
2 Frühlingszwiebeln, geputzt und in Ringe geschnitten
2 Päckchen Instant-Misosuppe (kräftiger Geschmack)
1 Hand voll Alfalfasprossen
Frischer Koriander zum Garnieren

1. Das Wasser in einem großen Topf zum Kochen bringen. Knoblauch und Ingwer hineingeben und 1 Minute kochen lassen.

2. Tofu, Zuckerschoten, Paprikastreifen und Erbsen unterrühren. Erneut zum Kochen bringen. Eventuellen Schaum mit einem Löffel abschöpfen. 2 Minuten köcheln lassen.

3. Chinakohl und Frühlingszwiebeln hinzugeben und 1 Minute mitkochen lassen.

4. Vom Herd nehmen und die Misosuppe und Sprossen unterrühren.

5. Zum Servieren in eine vorgewärmte Suppenschüssel umfüllen. Mit frisch gehacktem Koriander garnieren. Eine Portion für morgen Mittag aufheben.

## Einfacher gebackener Lachs

1 PORTION     Grätenfreies Lachsfilet
                2 Möhren, geputzt und längs geachtelt
                1 kleiner Kopf Brokkoli
                Zitronen- und Limettenschnitze zum Anrichten
                Salatblätter (auf Wunsch)

1. Ofen auf 200 °C (Gas Stufe 6) vorheizen.

2. Lachs auf ein Backblech legen und im Ofen 18 bis 20 Minuten ganz durchgaren.

3. Die Möhren einige Minuten in etwas Wasser dämpfen, dann den Brokkoli hinzufügen und leicht kochen.

4. Möhren und Brokkoli auf einen Teller legen, das Lachsfilet

darauf setzen. Ein paar Zitronen- und Limettenschnitze zum Auspressen darüberlegen.

5. Auf Wunsch mit ein paar frischen Salatblättern servieren.

100 g Adzukibohnen mit reichlich kaltem Wasser in eine Schüssel füllen und über Nacht im Kühlschrank einweichen (für morgen Abend).

*Miso ist eines der besten Lebensmittel mit Heilwirkung. Ich möchte, dass Sie es probieren. Miso wird aus fermentierter Sojabohnenpaste hergestellt und hat ein einzigartiges Nährwertprofil voller leicht verdaulicher Proteine und energiespendender Vitamine. Es ist in Pulver- oder Pastenform erhältlich. Ersetzen Sie beim Kochen das gewöhnliche Tafelsalz durch Miso, und profitieren Sie neben einem besseren Geschmack von allen seinen Vorzügen.*

# 10. Tag

▶ 1 Tasse warmes Wasser mit einem Spritzer Zitrone
▶ 1 Tasse Fencheltee
▶ Danach gibt es Apfelkompott.

## Apfelkompott auf frischen Blaubeeren
Apfelkompott passt auch gut zu frischen Himbeeren. Ich verkoche am liebsten die säuerlichen Bramleys-Äpfel.

1 PORTION | 2 Äpfel
250 ml Wasser
1 Spritzer Zitronensaft
1 Birne, klein geschnitten
1 Schale Blaubeeren

1. Äpfel klein schneiden, mit Wasser und Zitronensaft in einen Topf geben und weich dünsten.
2. Kompott über die klein geschnittene Birne und die Blaubeeren geben.

▶ Zwei Papayas oder zwei Nektarinen.

## MITTAGS

► Schnelle Suppe vom Vortag, gefolgt von frischem Tunfisch mit gedämpftem Grünkohl und Kapernsoße

### Frischer Tunfisch mit gedämpftem Grünkohl und Kapernsoße

In diesem Rezept kann man die Avocado auch durch zerdrückte Kichererbsen mit etwas Naturreisessig ersetzen. Statt der Kapern kann man auch Petersilie nehmen.

1 PORTION   150 g Tunfischsteak

150 g frischer Grünkohl

1 Avocado, geschält und entsteint

*Für das Dressing:*

3 EL Kapern

2 bis 3 EL frische Petersilie

Saft von 1 Zitrone

1 TL Öl

3 EL heißes Wasser

1. Eine beschichtete Pfanne erhitzen. Tunfisch von jeder Seite 2 bis 3 Minuten anbraten.

2. Tunfisch aus der Pfanne nehmen. Grünkohl mit 1 EL Wasser in die Pfanne legen und etwa 2 Minuten kochen, bis er zusammenfällt.

3. Kapern, Petersilie, Zitronensaft, Öl und heißes Wasser gut durchschlagen.

4. Die Avocado mit einer Gabel zerdrücken, dabei etwas Zitronensaft dazugeben.

5. Avocado auf einem Servierteller anrichten. Den Kohl dazu-legen. Tunfisch auf die Avocado setzen.

6. Die Hälfte des Dressings darüberlöffeln und sofort servie-ren. Die andere Hälfte für morgen Mittag für einen Salat aufheben.

## ZUR KAFFEEZEIT

▶ Gemüsesaft oder eine halbe Gurke, fein gehackt.

## Gemüsesaft

1 PORTION   1 Gurke

2 Stangen Sellerie

1 Hand voll Alfalfasprossen

1 kleines Stück Ingwer

Alle Zutaten entsaften. Den Saft langsam trinken.

## ABENDESSEN

▶ Adzukibohnentopf mit knackigem Salat

## Adzukibohnentopf

Je frischer die Bohnen, desto schneller sind sie gar. Allerdings ist beim Kauf nicht feststellbar, wie frisch sie sind. Stellen Sie sich also im Zweifelsfall auf eine längere Kochzeit ein, und gießen Sie Wasser nach, wenn die Bohnen zu trocken wirken. Eine Portion für morgen Mittag aufheben.

**4 PORTIONEN**  100 g getrocknete Adzukibohnen, eingeweicht
und abgespült
1¾ l kaltes Wasser
1 EL Olivenöl, extra vergine
1 mittelgroße Zwiebel, geschält und gewürfelt
2 Knoblauchzehen, geschält und zerdrückt
1 Stange Sellerie, geputzt und in Scheiben
3 mittelgroße Möhren, geputzt und in
Scheiben
1 große Pastinake, geschält und gewürfelt
1 große Süßkartoffel, geschält und gewürfelt
(gewürfelte Menge etwa 400 g)
1 Dose gehackte Tomaten (400 g)
½ Würfel weizenfreie Gemüsebrühe
2 mittlere Stangen Lauch, geputzt und in
Ringen

1. Bohnen in reichlich Wasser in einer Schüssel über Nacht
im Kühlschrank einweichen. Gut abspülen.
2. Die vorgeweichten Bohnen in einem großen Topf mit 1¾ l
Wasser aufgießen und aufkochen. 15 Minuten kräftig
kochen lassen, dann die Hitze zurückschalten und weitere
30 bis 40 Minuten leicht köcheln lassen, bis die Bohnen
zart sind. Dabei gelegentlich umrühren. Falls die Bohnen
trocken wirken, noch ein bis zwei Tassen Wasser angie-
ßen.
3. Während die Bohnen kochen, in einer großen Pfanne oder
einer feuerfesten Kasserolle das Öl erhitzen und Zwiebel,

Knoblauch und Sellerie ganz leicht 5 Minuten anschwitzen, bis sie schön weich, aber nicht gebräunt sind. Regelmäßig wenden.

4. Möhren, Pastinake und Süßkartoffel hinzugeben. 10 Minuten leicht kochen lassen, dabei gelegentlich umrühren.

5. Die Tomaten unterrühren. Die Dose zur Hälfte mit Wasser füllen und das Wasser über das Gemüse gießen.

6. Den halben Brühwürfel hinzugeben und aufkochen. Hitze zurückschalten und 5 Minuten köcheln lassen.

7. Den Lauch hinzugeben und noch einmal 10 bis 15 Minuten kochen, bis alles Gemüse zart ist und eine dicke Soße entstanden ist.

8. Die gekochten Adzukibohnen durch ein Sieb gießen und unter das Gemüse rühren.

9. Das Bohnengemüse in eine ofenfeste Form (2 Liter Inhalt) füllen. Im vorgeheizten Ofen bei 200 °C (Gas Stufe 6) 20 Minuten backen.

10. Als Beilage gibt es knackigen, grünen Salat.

## Knackiger grüner Salat

**3 BIS 4 PORTIONEN**  1 große Hand voll feiner, grüner Bohnen, geputzt
150 g Spargelspitzen
150 g Brokkoli, geputzt und in kleine Stücke gebrochen
4 EL frische oder Tiefkühlerbsen

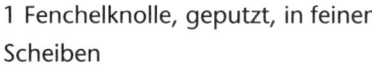

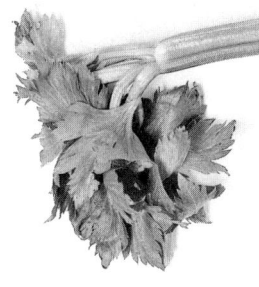

1 Fenchelknolle, geputzt, in feinen Scheiben
4 Stangen Sellerie, geputzt, in Scheiben
1 kleines Salatherz, geputzt, in dicken Scheiben
3 EL Pinienkerne
3 EL Kürbiskerne

*Für das Dressing:*
4 EL Olivenöl, extra vergine
1 EL frisch gepresster Zitronensaft
1 Knoblauchzehe, geschält und zerdrückt

1. Einen großen Topf Wasser zum Kochen bringen. Grüne Bohnen hineingeben, aufkochen und 2 Minuten kochen lassen.
2. Spargel, Brokkolistreifen und Erbsen hinzugeben und 1 Minute aufkochen. Das Gemüse durch ein Sieb abgießen und unter laufendem Wasser abspülen, bis es kalt ist. In eine Salatschüssel füllen.
3. Fenchel, Sellerie, Salatherz, Pinienkerne und Kürbiskerne zum blanchierten Gemüse geben.
4. Öl, Zitronensaft und Knoblauch mit einer Gabel verschlagen und kurz vor dem Servieren über den Salat gießen.

# 11. Tag

## FRÜHSTÜCK

► 1 Tasse warmes Wasser mit einem Spritzer Zitrone
► 1 Tasse Slippery-Elm-Tee
► Danach gibt es Obstsalat.

## Obstsalat

| 1 PORTION | 1 Apfel |
|---|---|
| | 2 Pfirsiche |
| | 1 Birne |
| | 1 Banane |

## ZWEITES FRÜHSTÜCK

► Saft von zwei ganzen Grapefruits (pink).

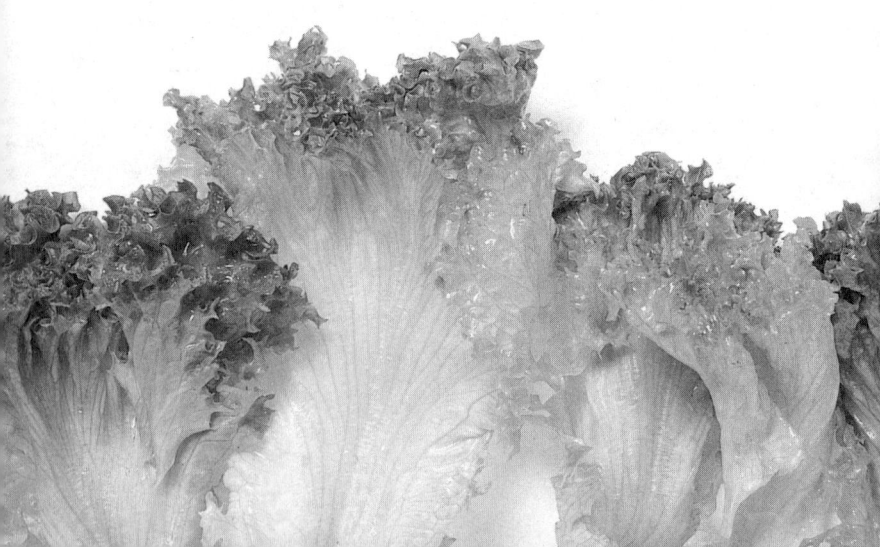

▸ Adzukibohnentopf vom Vortag, dazu einen Salat.

## Salat mit Zuckerschoten und Sauerkraut

1 PORTION  6 Zuckerschoten
4 Blätter Chicoree
1 EL Sauerkraut
1 kleines Salatherz, geraspelt
2 TL Hanföl
1 Spritzer Zitronensaft
2 leicht gedämpfte Spargelstangen
(auf Wunsch), fein geschnitten

1. Die rohen Zutaten ansprechend auf einem großen Teller arrangieren.
2. Das Hanföl über den Salat träufeln, einen Spritzer Zitrone und die Spargelstückchen darübergeben.

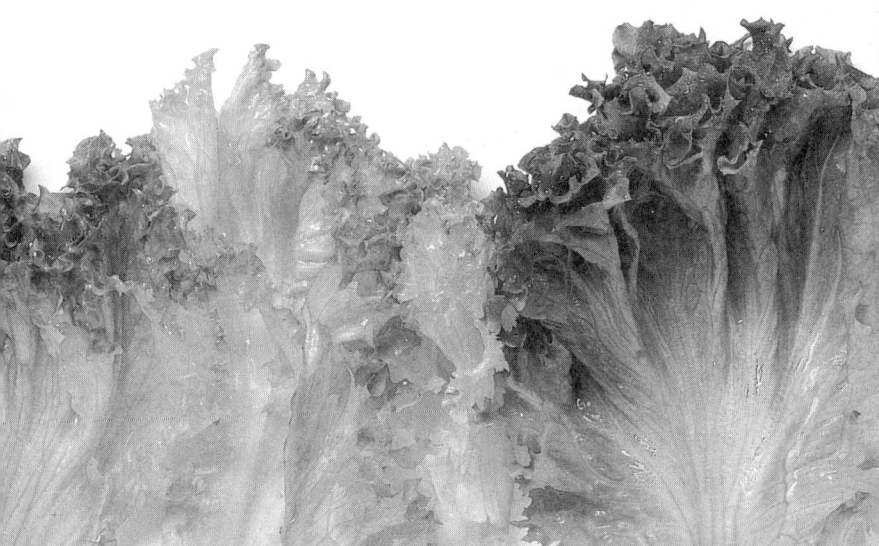

## ZUR KAFFEEZEIT

► Eine Hand voll ungesalzener Cashewkerne und eine Hand voll Sonnenblumen- oder Kürbiskerne.

## ABENDESSEN

► Suppe, gefolgt von Butterbohnenaufstrich mit Gemüsestreifen

## Zucchinisuppe

**4 PORTIONEN**   600 g Zucchini, in Scheiben
2 Zwiebeln, gewürfelt
750 ml Wasser
1 EL frischer Schnittlauch, gehackt

1. Zucchinischeiben, Zwiebelwürfel und 2 EL Wasser in eine beschichte Pfanne geben und bei leichter Hitze 5 bis 10 Minuten dünsten, bis sie weich werden, aber noch nicht bräunen.
2. Das restliche Wasser hinzufügen, aufkochen und 5 Minuten köcheln lassen.
3. Vom Herd nehmen, etwas abkühlen lassen, dann im Mixer oder mit dem Pürierstab pürieren.
4. In vorgewärmte Teller füllen, mit Schnittlauch bestreuen und servieren. Eine Portion für morgen Mittag aufheben.

## Butterbohnenaufstrich
*Auch gut als Kruste auf gebackenem Gemüse*

1 Dose Butterbohnen aus Bioanbau

½ kleine Zwiebel, gehackt

1 Knoblauchknolle, geschält und gehackt

2 EL frische Petersilie, gehackt

2 EL frischer Dill, gehackt

1 EL Tahini

2 TL Misopaste

1 kleine Knoblauchzehe, geschält und gehackt

**1.** Alle Zutaten im Mixer zu einer glatten Paste pürieren.

**2.** Mit frischen Gemüsestreifen zum Dippen servieren.

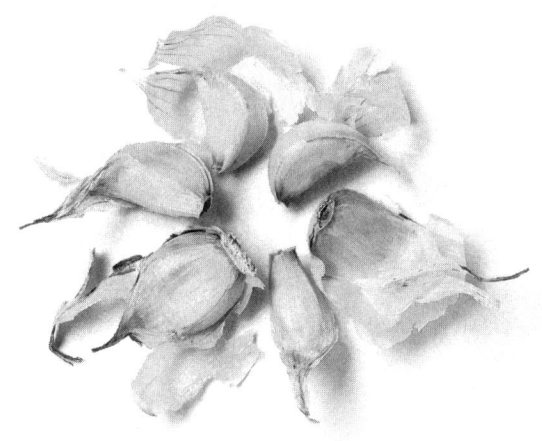

# 12. Tag

▶ 1 Tasse warmes Wasser
▶ 1 Tasse Brennnessel- oder Löwenzahntee
▶ Danach gibt es Gemüsesaft.

## Gemüsesaft

1 PORTION 6 Möhren
1 Stange Sellerie
½ Rote Bete
1 Gurke

Alle Zutaten entsaften. Den Saft langsam trinken.

*Nichts geht über einen frischen Gemüsesaft.*
*Er enthält unglaublich viele Nährstoffe.*
*Wer regelmäßig Gemüsesaft trinkt, hat eine*
*bessere Haut, mehr Energie und fühlt sich*
*insgesamt gesünder.*

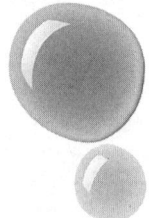

## ZWEITES FRÜHSTÜCK

▶ Eine Mango und eine Hand voll Himbeeren.

## MITTAGS

▶ Zucchinisuppe vom Vortag, gefolgt von Salat

## Quinoa-Blitzsalat

1 PORTION   50 g Quinoa

*Reichlich Gemüse nach Wahl*
*für eine große Portion Salat:*
Gurke
Rote Bete, gekocht
Frühlingszwiebeln, in Ringen
Chicoree, in Streifen
Zuckerschoten
Petersilie, gehackt
1 kleine Tüte gemischte Salatblätter
Haselnüsse (auf Wunsch)

1. Quinoa abspülen, dann 10 Minuten in kochendem Wasser garen. Durch ein Sieb abgießen und unter kaltes, laufendes Wasser halten.
2. Die Gurke würfeln, die Rote Bete in Scheiben schneiden und mit der Quinoa, den Zwiebelringen, Chicoree, gewaschenen und geputzten Zuckerschoten und der Petersilie vermischen.

**161**

**3.** Auf gemischten Salatblättern anrichten und mit Haselnüssen bestreuen.

### Pikante Variante:

Die Frühlingszwiebeln eine Stunde vor der Zubereitung des Salats in 1 EL Umeboshi-Essig und 1½ EL Naturreisessig einlegen. In den Quinoasalat mischen und vor dem Servieren noch drei rohe Radieschen hinzugeben.

Diese Variante ist nicht zwingend, doch ich möchte, dass Sie darüber nachdenken, was Sie mit Ihrem Essen anstellen können, wenn Sie mal experimentieren wollen. Wer es noch delikater möchte, kann auch die Zwiebeln einlegen.

## ZUR KAFFEEZEIT

▶ Eine Hand voll gemischter Samen und Kerne.

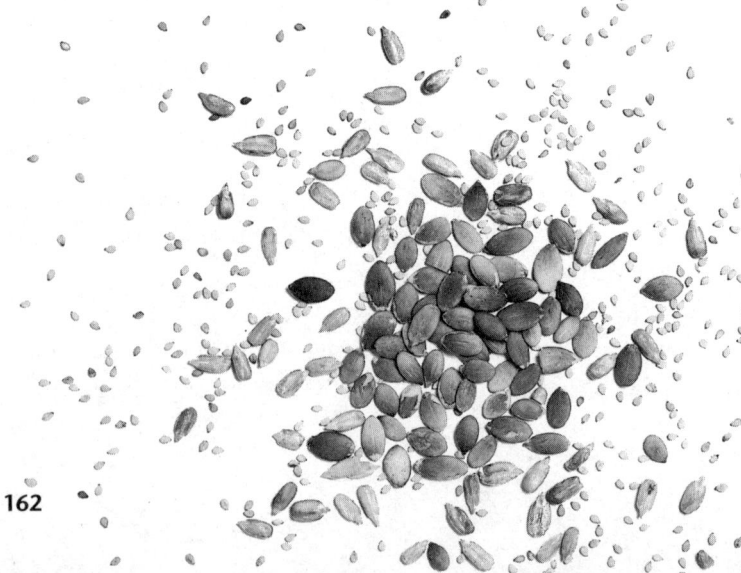

## Schellfisch mit gedünstetem Fenchel

Ein einfaches Fischgericht als Alternative zum Fischbrötchen, wenn Sie es eilig haben. Das Gewürz Sternanis unterstützt die Grippeabwehr.

**4 PORTIONEN**

2 Fenchelknollen, in feinen Scheiben, ohne Herz

2 Sternanis

200 ml kaltes Wasser

4 Schellfischfilets (je 100 g)

1 Zitrone, in Scheiben

1 EL schwarze Oliven (auf Wunsch)

1. Ofen auf 180°C (Gas Stufe 4) vorheizen.
2. Fenchel in eine Backform oder auf ein Blech legen, Sternanis und Wasser hinzufügen und 15 Minuten backen.
3. Blech oder Form aus dem Ofen nehmen. Den Fisch auf den Fenchel legen. Die Zitronenscheiben auf den Fisch legen, wieder in den Ofen stecken und weitere 7 bis 10 Minuten backen.
4. Blech oder Form aus dem Ofen nehmen und 5 Minuten ruhen lassen. Mit Oliven bestreuen und sofort servieren.

250 g schwarze Bohnen mit reichlich kaltem Wasser in eine Schüssel füllen und über Nacht im Kühlschrank einweichen (für morgen Abend).

# 13. Tag

## FRÜHSTÜCK

- ▶ 1 Tasse warmes Wasser
- ▶ 1 Tasse Slippery-Elm-Tee
- ▶ Danach gibt es einen Smoothie.

### Erdbeer-Pfirsich-Smoothie

1 PORTION   1 kleine Schale Erdbeeren, geputzt
2 Pfirsiche, entsteint und in Stücken
1 Banane, halbiert
1 Birne, fein gehackt

1. Erdbeeren, Pfirsiche und Banane fein pürieren.
2. Über die gehackte Birne gießen und servieren.

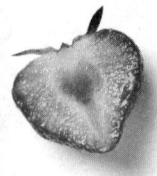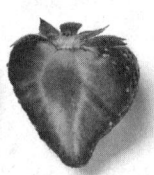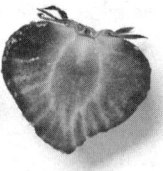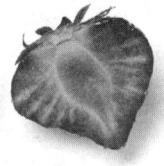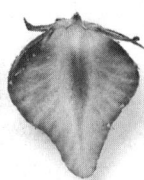

## ZWEITES FRÜHSTÜCK

- ▶ Ein Schälchen Trauben.

MITTAGS

## Quinoa und Rote-Bete-Salat

2 BIS 3 PORTIONEN

100 g Quinoa, gewaschen

100 g grüne Bohnen, geputzt, in 2 cm langen Stücken

75 g Gurke, längs halbiert und in feinen Scheiben

2 vakuumverpackte Rote Bete (ohne Essig oder Zucker), abgetropft und in feine Scheiben geschnitten

1 Frühlingszwiebel, geputzt und in feinen Ringen

½ kleine gelbe Paprika, entkernt und in dünnen Schnitzen

5 Kirschtomaten, halbiert

2 EL Olivenöl

2 EL Zitronensaft, frisch gepresst

1 Knoblauchzehe, geschält und zerdrückt

2 EL fein gehackte, frische Petersilie

1. Quinoa in kochendem Wasser 12 bis 15 Minuten oder nach Packungsanweisung garen.
2. Bohnen in einem kleinen Topf mit kochendem Wasser in 4 Minuten bissfest kochen.
3. Quinoa abgießen und unter fließendem Wasser rasch abkühlen. Überschüssiges Wasser mit einem Löffelrücken ausdrücken. In eine Salatschüssel umfüllen.

4. Bohnen unter fließendem Wasser abkühlen und zu der Quinoa geben.

5. Alle übrigen Zutaten hinzufügen und gut vermengen. Vor dem Servieren mindestens 15 Minuten ziehen lassen, damit die verschiedenen Geschmäcker sich verbinden können.

*Quinoa ist eine Getreidesorte, die alle essenziellen Aminosäuren enthält und daher eine ausgezeichnete Proteinquelle darstellt. Quinoa unterstützt die Nieren, und da ich die Nieren als unser Lebenskapital betrachte, sollte Quinoa immer wieder in Form von Grütze, Salat oder als Suppenzutat auf den Tisch kommen.*

## ZUR KAFFEEZEIT

▶ Vier junge Radieschen und eine Hand voll Paranüsse.

## ABENDESSEN

## Schwarze-Bohnen-Suppe mit Avocadosalsa und Rucola

Diese mexikanisch angehauchte Suppe schmeckt sehr intensiv und macht abends gut satt. Farbe und Aroma der Avocadosalsa bilden einen angenehmen Kontrast zu der Suppe.

**4 PORTIONEN**
250 g schwarze Bohnen, über Nacht eingeweicht

1 Zwiebel, fein gewürfelt

2 Knoblauchzehen, geschält

1 Stange Lauch, geputzt, in feinen Scheiben

2 EL Wasser

1 TL Olivenöl

1 l Wasser oder selbst gekochte Brühe

1 rote Paprika, fein gehackt

1 TL Koriander, grob gemahlen

1 EL frische Petersilie

4 EL frischer Koriander, fein gehackt

1 reife Avocado, geschält, entsteint, fein gehackt

½ rote Zwiebel, fein gewürfelt

Saft von 1 Limette

50 g Rucola, grob gerupft oder gehackt

1. Die eingeweichten Bohnen abgießen und gründlich abspülen.

2. Zwiebel, Knoblauch, Lauch, Wasser und Öl in eine beschichtete Kasserolle geben, abdecken und auf kleiner Hitze in 3 bis 4 Minuten weich dünsten.

3. Brühe oder Wasser und die Paprika hinzufügen. Aufkochen, dann Koriander, Petersilie, frischen Koriander und die Bohnen hinzufügen. 35 bis 40 Minuten leicht köcheln lassen.

4. Avocado und rote Zwiebel in einer kleinen Schüssel mit Limettensaft und Rucola verrühren. Dabei die Avocado nicht zermusen.

5. Suppe vom Herd nehmen und etwas abkühlen lassen. Die Hälfte der Suppe in der Küchenmaschine pürieren. Die pürierte Suppe wieder in den Topf geben, beide Teile gründlich durchrühren und noch einmal leicht erhitzen.

6. Je einen großen Löffel Avocadosalsa in die Mitte von vier Suppentellern geben. Die wieder erwärmte Suppe um die Salsa verteilen und sofort servieren.

# 14. Tag

▶ 1 Tasse warmes Wasser
▶ 1 Tasse Brennnesseltee
▶ Danach gibt es Obstsalat und eine Schale Haferbrei.

## Beerensalat

1 PORTION    1 kleine Schale Blaubeeren
1 kleine Schale Himbeeren
1 kleine Schale Erdbeeren

## Haferbrei

Wenn Sie noch Hunger haben, dürfen Sie sich einen Teller Haferbrei gönnen. Warten Sie vorher jedoch 20 Minuten, bis die Früchte verdaut sind.

1 PORTION    100 g Haferflocken
400 ml Wasser oder Reismilch
Etwas Zimt

1. Die Haferflocken mit Wasser oder Reismilch in einem Topf verrühren.
2. Zum Kochen bringen, Hitze herunterschalten und 15 bis 20 Minuten köcheln lassen.
3. Mit etwas Zimt abschmecken.

## ZWEITES FRÜHSTÜCK

► Eine Schale Mungbohnensprossen mit ein wenig geschältem Hanfsamen, Kürbiskernen oder Sonnenblumenkernen.

## MITTAGS

► Schwarze Bohnensuppe mit Avocadosalsa vom Vortag. Dazu gibt es ein paar gehackte, rohe Chicoreeblätter.

## ZUR KAFFEEZEIT

► Eine Zucchini hacken und mit Hummus und einer geraspelten Möhre anrichten.

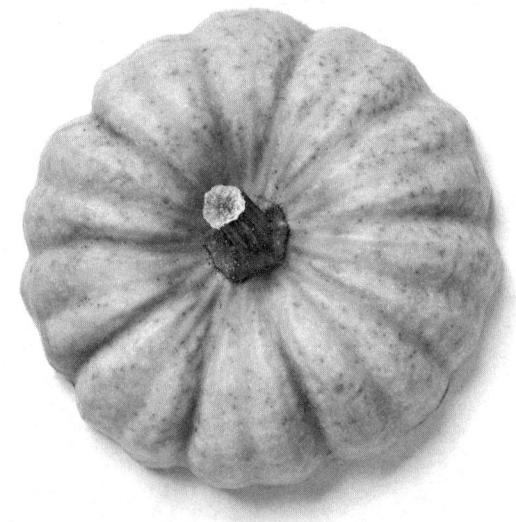

*Ich möchte, dass Sie alles probieren,
was ich Ihnen vorsetze, auch wenn Sie
es noch nie gegessen haben. Sie müssen
aus der bequemen Ecke herauskommen,
in der Sie sich eingerichtet haben.
Wenn Ihnen etwas nicht gleich auf Anhieb
zusagt, heißt das nicht, dass Sie es niemals
mögen werden. Bleiben Sie offen!*

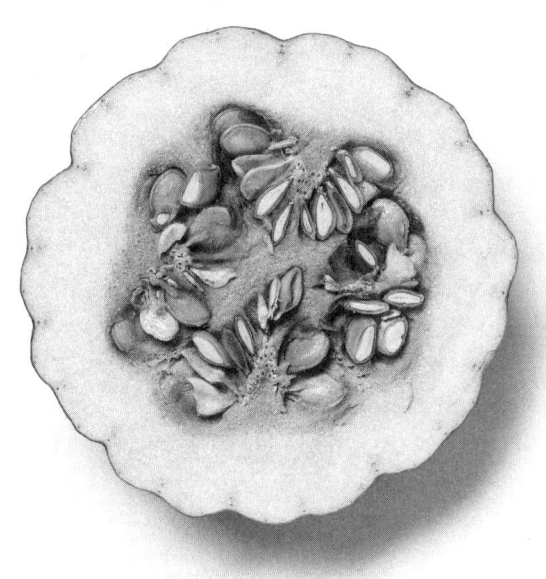

## ABENDESSEN

▶ Zitronige Hähnchenfrikadellen mit grünem Blattsalat oder Tempeh-Koteletts

## Zitronige Hähnchenfrikadellen

**ERGIBT 6 BURGER**  2 TL kalt gepresstes Sonnenblumenöl und etwas Öl für das Backblech

50 g Zwiebelwürfel

1 dünne Stange Lauch, geputzt und gehackt

1 Knoblauchzehe, geschält und zerdrückt

2 Hähnchenbrustfilets (etwa 350 g) von freilaufenden Hühnern

½ TL weizenfreie Gemüsebrühe aus Bioanbau

1 EL frisch gepresster Zitronensaft

Fein geriebene Schale von 1 kleinen Zitrone

1. Öl mit etwas Wasser in einer Pfanne erhitzen. Zwiebel, Lauch und Knoblauch bei kleiner Hitze 2 Minuten weich kochen, aber nicht bräunen lassen. Gelegentlich umrühren. Zum Abkühlen vom Herd nehmen.

2. Ofen auf 200 °C (Gas Stufe 6) erhitzen. Ein Backblech leicht ölen. Hähnchenbrust in Stücke schneiden und in der Küchenmaschine fein, aber nicht zu Brei hacken. Eventuell müssen Sie zwischendurch den Deckel abnehmen und die Fleischwürfel ein- oder zweimal herunterschieben, bis die richtige Konsistenz erreicht ist.

3. Das Hackfleisch in eine Schüssel geben. Die gekochte Zwie-

bel, den Lauch und den Knoblauch, das Brühpulver, den Zitronensaft und die Zitronenschale unterrühren. Mit sauberen Händen gut durchkneten und sechs Kugeln formen.

4. Die Kugeln in gleichmäßigem Abstand auf das Backblech setzen und zu Frikadellen flach drücken.

5. 10 Minuten backen, dann aus dem Ofen nehmen und wenden. Mit etwas Öl bepinseln und weitere 5 Minuten backen, bis sie ganz durchgegart sind.

6. Heiß oder kalt servieren. Als Beilage gibt es einen großen gemischten Salat.

7. Zwei Frikadellen für morgen aufheben: Abkühlen lassen, dann abdecken und kalt stellen.

## *Vegetarische Alternative:*
## Tempeh-Koteletts

4 PORTIONEN
225 g Tempeh
1 großes Stück Ingwer, in 9 Scheiben geschnitten
125 g Brunnenkresse
125 g Bohnenkeimlinge
50 g Meerrettich, in sehr feine Streifen gehobelt
1 TL Sesamöl
3 EL Wasser
1 Spritzer weizenfreie Tamarisoße

1. Ingwerscheiben auf den Tempeh legen.

2. Tempeh in einem Dampfeinsatz über einen Topf mit

heißem Wasser hängen oder in einem elektrischen Reiskocher zubereiten. 10 Minuten dämpfen.

3. Ingwer herausnehmen und den Tempeh in 1½ cm breite Streifen schneiden.

4. Kresse, Bohnenkeimlinge und Meerrettich auf vier Tellern anrichten.

5. Sesamöl und Wasser in einer beschichteten Pfanne erhitzen. Die Tempehscheiben mit der Schnittseite nach unten hineinlegen und 1 Minute andünsten. Wenden, mit etwas Tamarisoße besprenkeln und noch 1 Minute dünsten.

6. Tempehscheiben auf das Salatbett legen und mit etwas Kochflüssigkeit beträufeln. Sofort servieren.

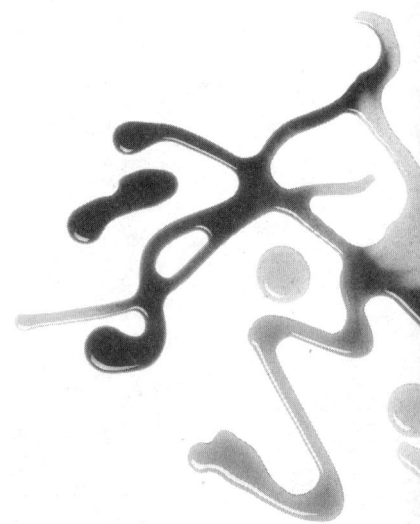

# 15. Tag

- ▶ 1 Tasse warmes Wasser mit einem Spritzer Zitrone
- ▶ 1 Tasse Salbeitee
- ▶ Danach gibt es einen Obstsalat.

## Obstsalat

| 1 PORTION | 1 Mango |
|---|---|
| | 1 Banane |
| | 1 Pfirsich |
| | ½ kleine Schale Blaubeeren |
| | ½ kleine Schale Himbeeren |

- ▶ Saft von zwei Äpfeln und zwei Birnen.

**MITTAGS**

▸ Cashew-Hühnersalat aus den Hähnchenfrikadellen vom Vortag oder Chashew-Tofusalat

## Cashew-Hühnersalat *oder* Cashew-Tofusalat

Vegetarier können die Frikadellen durch Tofu ersetzen. Mein Salat eignet sich bestens zum Mitnehmen und kann bereits am Vorabend zubereitet werden. Einfach das Gemüse abkühlen lassen, bevor Sie die übrigen Zutaten hinzugeben, abdecken und kalt stellen.

**2 PORTIONEN**
1 EL Olivenöl
1 rote Paprika, in 2 cm langen Stücken
75 g Zuckerschoten, geputzt
1 TL weizenfreie Tamarisoße
1 Herz von einem Romanasalat
in einzelnen Blättern, gewaschen und
abgetropft
2 fertige zitronige Hähnchenfrikadellen
*oder* 75 g fester Tofu, in kleinen Würfeln
2 Frühlingszwiebeln, geputzt und in Ringen
10 g Cashewkerne, grob gehackt
Olivenöl extra vergine und Tamarisoße als
Dressing

1. Öl mit etwas Wasser in einem großen Wok erhitzen. Die Paprika bei mittlerer Hitze 2 Minuten anbraten, dabei immer wieder wenden.
2. Zuckerschoten hinzufügen und 30 Sekunden anbraten,

den Wok dabei schwenken. Vom Herd nehmen und mit Tamarisoße besprenkeln.

3. Die Salatblätter auf zwei Teller verteilen. Große Blätter mundgerecht zerreißen. Paprika und Zuckerschoten über den Salat geben.

4. Die Hähnchenfrikadellen in Streifen schneiden und darauf legen oder die Tofuwürfel auf dem Salat anrichten. Mit Frühlingszwiebeln und Nüssen bestreuen.

5. Vor dem Servieren etwas Olivenöl und zusätzliche Tamarisoße darüberträufeln.

## ZUR KAFFEEZEIT

▶ Gemüsesaft oder ein gedämpfter Maiskolben mit etwas Umeboshi-Pflaumensoße.

### Gemüsesaft

**1 PORTION**   6 Möhren
2 Stangen Sellerie
4 Zweige Petersilie

Alle Zutaten entsaften. Den Saft langsam trinken.

*Stellen Sie sich vor, wie es wäre,*
*sich einfach phantastisch zu fühlen.*
*So kann es Ihnen bald gehen.*

## ABENDESSEN

▶ Mildes Linsencurry mit Tomaten-Koriander-Soße

## Mildes Linsencurry

**4 PORTIONEN**
1 EL Olivenöl
1 mittelgroße Zwiebel, geschält und gehackt
2 Knoblauchzehen, geschält und zerdrückt
1 TL gemahlener Kreuzkümmel
½ TL gemahlenes Kurkuma
½ TL gemahlener Ingwer
150 g rote Linsen, gewaschen und abgetropft
2 mittelgroße Möhren, geputzt und in Stücken
1 mittelgroße Süßkartoffel, geschält und gewürfelt
900 ml kaltes Wasser
75 g grüne Bohnen, geputzt und in 2 cm langen Stücken
75 g Tiefkühlerbsen
Sauerkraut (auf Wunsch)
Frisch gekochter Naturreis als Beilage (auf Wunsch)

1. Öl in einem großen Topf erhitzen. Zwiebel und Knoblauch bei kleiner Hitze in 3 Minuten weich, aber nicht braun werden lassen.
2. Kreuzkümmel, Kurkuma und Ingwer hinzufügen und 2 Minuten mitbraten. Dabei regelmäßig umrühren.

3. Linsen, Möhren und Süßkartoffeln unterrühren. Kurz anschwitzen, dann das kalte Wasser hinzufügen.

4. Aufkochen und den Schaum abschöpfen, der eventuell aufsteigt. 12 bis 15 Minuten kochen lassen, bis die Linsen allmählich weich werden.

5. Bohnen und Erbsen hinzufügen. Weitere 5 Minuten kochen, dabei gelegentlich umrühren, bis die Linsen ganz weich sind und das Gemüse zart ist. Besonders gegen Ende der Kochzeit regelmäßig umrühren.

6. Dazu gibt es Tomaten-Koriander-Soße, und auf Wunsch Sauerkraut und frisch gekochten Naturreis. Eine Portion für morgen Mittag aufheben.

## Tomaten-Koriander-Soße

2 PORTIONEN    2 reife Strauchtomaten, grob gehackt

2 Frühlingszwiebeln, geputzt und in feinen Scheiben

2 EL frisch gehackter Koriander

1 EL frisch gepresster Limettensaft

Alle Zutaten in einer kleinen Schüssel verrühren und vor dem Verzehr mindestens 30 Minuten ziehen lassen.

# 16. Tag

## FRÜHSTÜCK

- ▶ 1 Tasse warmes Wasser
- ▶ 1 Tasse Löwenzahntee
- ▶ Danach gibt es einen Smoothie.

### Weiche-Früchte-Smoothie

**1 PORTION**
1 Nektarine, entsteint und in Stücken
1 weiche Birne, entkernt und in Stücken
1 Pfirsich, entsteint und halbiert
1 Schale Beeren

1. Früchte glatt pürieren.
2. Wenn die Masse zum Pürieren zu dick ist, können Sie nach Belieben Apfelsaft (Direktsaft oder frisch gepresst) hinzufügen.

## ZWEITES FRÜHSTÜCK

- ▶ Zwei Stangen Sellerie und eine halbe Gurke, fein gehackt. Dazu gibt es auf Wunsch einen Dip (Dips siehe Seite 291).

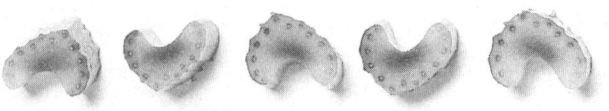

▶ Milde Linsensuppe aus dem milden Linsencurry vom Vortag.

## Milde Linsensuppe

**1 PORTION**  Restliches Linsencurry (1 Portion)
300 ml Wasser oder Brühe

Curry und Wasser einfach in der Küchenmaschine fein pürieren. Für eine dickere oder dünnere Konsistenz entsprechend weniger oder mehr Wasser verwenden.

▶ Gemüsesaft oder eine gelbe Paprika in Streifen.

## Gemüsesaft

**1 PORTION**  6 Möhren
1 Gurke
1 Stange Sellerie
1 Hand voll Petersilie
1 kleines Stück Ingwer

Alle Zutaten entsaften. Den Saft langsam trinken.

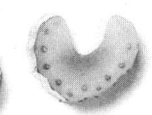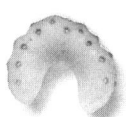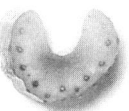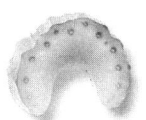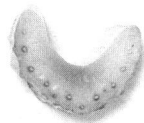

## ABENDESSEN

### Sushi Wraps

Wasabipaste (auf Wunsch) bekommt man in kleinen Tuben im Asiamarkt, Reformhaus oder Naturkostladen. Sie hebt das Aroma der Avocado-Kichererbsen-Paste hervor, ist aber nicht entscheidend. Sushi-Daikon bekommt man in den gleichen Läden vakuumverpackt. Im Kühlschrank ist er auch geöffnet eine ganze Weile haltbar. Heben Sie ausreichend Sushi für morgen Mittag auf. Die Rollen wickeln Sie am besten in Frischhaltefolie und bewahren sie im Kühlschrank auf.

**2 BIS 3 PORTIONEN**

100 g Rundkornnaturreis

1 TL Naturreisessig

1 Avocado, geschält und entsteint

220 g Kichererbsen, abgetropft

2,5 cm Wasabipaste (auf Wunsch) und etwas zum Anrichten

Saft von ½ Zitrone

19 g geröstete Norialgen (7 Stück)

3 Stangen Sellerie, geschält und in feinen Streifen

2 Möhren, geputzt und in feinen Streifen

20 g Sushi-Daikon (alternativ: Radieschen oder Meerrettich)

Eingelegter oder roher Ingwer

Weizenfreie Sojasoße

1. Reis mit 250 ml Wasser in einem kleinen Topf aufkochen, abdecken und 5 Minuten köcheln lassen.

2. Topf vom Herd nehmen und 15 Minuten nachgaren lassen. Reis durch ein Sieb abgießen.

3. Reis in eine Schüssel füllen, Essig hinzufügen und gut durchrühren.

4. Avocado, Kichererbsen und – auf Wunsch – Wasabi in der Küchenmaschine 30 Sekunden zerkleinern. Zitronensaft hinzufügen und wenige Sekunden untermischen.

5. Eine Alge auf einer sauberen Arbeitsplatte ausbreiten. Eine dünne Schicht Avocadopaste auf die Alge streichen. Mit einer Lage Reis abdecken. In die Mitte der Reisschicht einen Strang Sellerie und Möhre legen.

6. Das Sushi vorsichtig aufrollen und mehrmals hin und her rollen, damit die Rolle fester wird. Auf einem Teller in den Kühlschrank stellen und dort 5 Minuten abkühlen lassen. Mit den übrigen Zutaten die restlichen Sushis ebenso zubereiten.

7. Sushirollen in 2 cm lange Stücke schneiden. Mit zusätzlicher Wasabipaste, eingelegtem Ingwer und weizenfreier Sojasoße servieren (nach Geschmack).

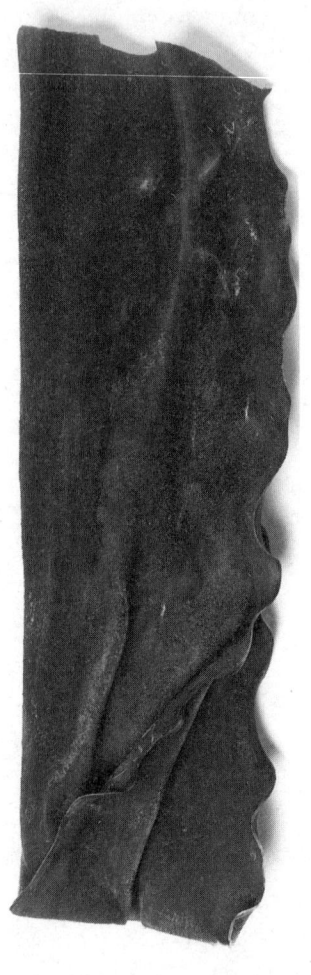

*Algen stecken voller Mineralstoffe, einschließlich Kalzium. Bei ungesunder Ernährung fehlen dem Körper viele Mineralstoffe. Algen sind ein hervorragendes Mittel, neu aufzutanken.*

# 17. Tag

▶ 1 Tasse warmes Wasser
▶ 1 Tasse Brennnesseltee
▶ Danach gibt es einen Smoothie.

## Beerenglück

**1 PORTION**   1 kleine Schale Erdbeeren, geputzt
2 weiche Birnen, entkernt und in Stücken
1 Banane, in Scheiben
100 ml Wasser

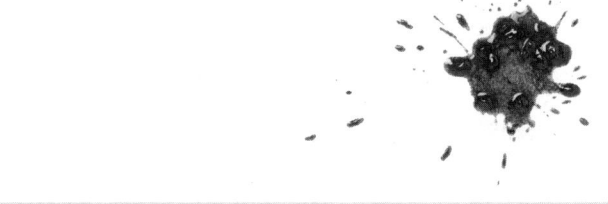

▶ 1 Schale Trauben.

## MITTAGS

▶ Sushi Wraps vom Vortag mit Salat.

## Chinesischer Salat

**1 PORTION**
1 Zucchini
½ Gurke
½ rote oder gelbe Paprika
1 Möhre, geputzt
2 Frühlingszwiebeln, in Ringen
Bohnenkeimlinge
Grüner Blattsalat

*Für das Dressing:*
1 EL weizenfreie Tamarisoße
1 TL Sesamöl
2 EL Wasser
1 Knoblauchzehe, geschält und zerdrückt

1. Zucchini, Gurke, Paprika und Möhren in lange, feine Streifen raspeln.
2. Mit den Frühlingszwiebelringen und den abgespülten Bohnensprossen vermengen.
3. Tamarisoße, Sesamöl, Wasser und Knoblauch verrühren.
4. Das Dressing über den Salat träufeln.
5. Auf grünem Salat anrichten.

## ZUR KAFFEEZEIT

► Eine reife Avocado mit etwas geschälten Hanfsamen und einem Teelöffel Hummus.

## ABENDESSEN

## Schnelle Bohnen-Kohl-Suppe

**2 PORTIONEN**
1 Zwiebel, in Ringen
2 Knoblauchzehen, geschält und zerdrückt
3 Möhren, geputzt und in Scheiben
1 Süßkartoffel, geschält und gewürfelt
1 Würfel weizenfreie Gemüsebrühe
(aus Bioanbau)
*oder* 1 EL Misopaste
1¼ l kaltes Wasser
1 Dose weiße Bohnen (400 g)
½ kleiner Kopf Wirsing
2 EL Petersilie, gehackt

1. Zwiebel, Knoblauch, Möhren, Süßkartoffel, Miso oder Brühe und Wasser in einem Topf zum Kochen bringen.
2. Bohnen abgießen und abspülen.
3. Wirsing hacken und mit Bohnen und Petersilie unterrühren.
4. Wieder aufkochen und leicht köcheln lassen, bis der Kohl gar ist.

**187**

*Essen Sie möglichst viel Kreuzblütler, also Kohl, Brokkoli, Rosenkohl, Rübengrün und Brunnenkresse. Es gibt unterschiedliche Zubereitungsarten für rohe oder gekochte Rezepte. Besonders in den grünen Kohlgewächsen stecken kostbare Nährstoffe für die Krebsabwehr, aber auch für die Leber und die Entgiftung, was für den Gewichtsabbau von großer Bedeutung ist.*

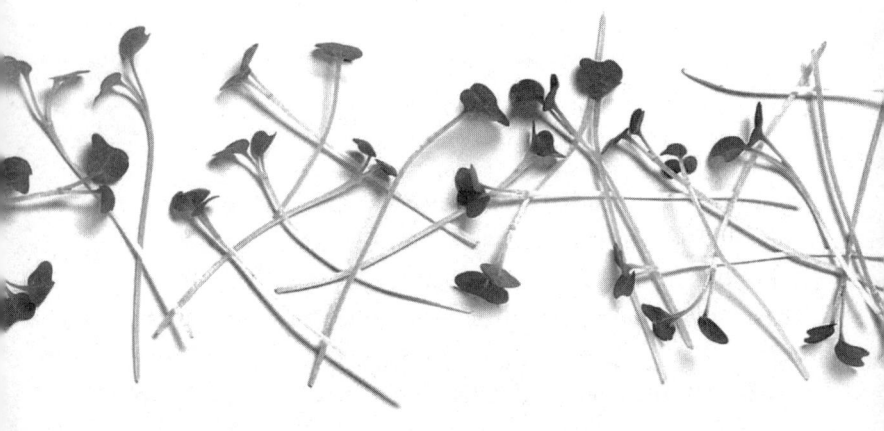

# 18. Tag

▶ 1 Tasse warmes Wasser

▶ 1 Tasse Zitronengrastee

▶ Danach gibt es eine Schale gekochte Dörrpflaumen mit einer reifen, gehackten Birne und eine Schüssel Hafergrütze.

## Hafergrütze

1 PORTION    125 g Hafergrütze
             400 ml Reismilch oder Wasser
             (Reismilch für Extrasüße)
             Etwas Zimt

1. Die Grütze mit Wasser oder Reismilch in einem Topf zum Kochen bringen. Hitze herunterschalten und köcheln lassen, bis die Grütze eindickt.

2. Hitze abstellen. Den Brei noch einige Minuten quellen lassen.

3. Mit Zimt bestreuen und servieren.

▶ Ein Apfel und eine Birne.

▶ Misosuppe (Päckchen), gefolgt von Gemüsestreifen mit Nusspastete

## Nusspastete

**4 PORTIONEN**
100 g Paranüsse, grob gehackt
100 g Cashewkerne, grob gehackt
2 TL Olivenöl
1 Knoblauchzehe, geschält und grob gehackt
1 EL frisch gepresster Zitronensaft
1 kleiner Bund frische Petersilie
4 EL kaltes Wasser

1. Alle Zutaten in einer Küchenmaschine fast glatt pürieren. Sie müssen möglicherweise den Deckel mehrmals abnehmen und die Zutaten wieder hinunterschieben, bis die richtige Konsistenz erreicht ist.
2. Mit reichlich Rohkost nach Wahl servieren. Diese Mischung hält sich im Kühlschrank bis zu zwei Tagen.

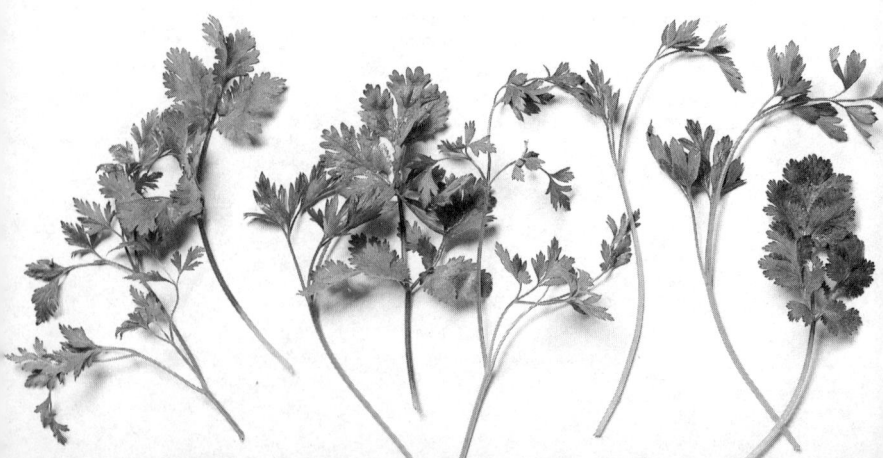

## ZUR KAFFEEZEIT

▶ Gemüsesaft oder vier Salatherzen mit Hummus, Kirschtomaten, geriebener Möhre und Dill.

## Gemüsesaft

1 PORTION
3 Röschen Brokkoli
6 Möhren
2 Stängel Sellerie
4 Tomaten

Alle Zutaten entsaften. Den Saft langsam trinken.

## ABENDESSEN

▶ Zimthuhn mit Minzsalat oder Linsenlasagne mit Salatbeilage

## Zimthuhn mit Minzsalat

2 PORTIONEN
2 kleine Hähnchenbrustfilets (insgesamt etwa 250 g)
½ TL gemahlener Zimt
½ TL gemahlener Kreuzkümmel
2 EL frischer Koriander, gehackt
1 Knoblauchzehe, geschält und zerdrückt
Frisch gepresster Saft von 1 Zitrone
1 TL Olivenöl, extra vergine
Zitronenscheiben zum Anrichten

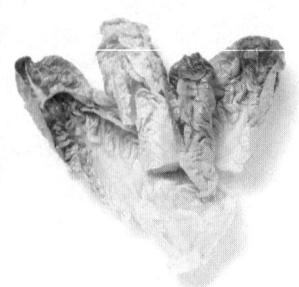

*Für den Salat:*

4 gehäufte EL Tiefkühlerbsen

2 Frühlingszwiebeln, geputzt und schräg
aufgeschnitten

3 reife Rispentomaten, grob gehackt

75 g Gurke, in 1 cm großen Würfeln

2 EL frische Minze, grob gehackt

1 kleines Salatherz, in einzelnen Blättern,
gewaschen und abgetropft

1. Jedes Hähnchenbrustfilet in acht Stücke schneiden und in eine nicht metallische Form legen. Zimt, Kreuzkümmel, Koriander, Knoblauch, Zitronensaft und Olivenöl hinzufügen. Abdecken und 30 Minuten kalt stellen.

2. Ofen auf 200 °C (Gas Stufe 6) vorheizen. Ein großes Backblech mit Backpapier auslegen.

3. Das Fleisch mit einer Gabel aus der Marinade heben. Überschüssige Marinade abschütteln. Die Stücke mit ausreichend Abstand auf das ausgekleidete Backblech legen.

4. 15 bis 18 Minuten backen, bis das Fleisch ganz durchgegart ist.

5. Die Erbsen 2 Minuten in kochendes Wasser geben. Durch ein Sieb abgießen, dann in einer Schüssel mit kaltem Wasser abkühlen lassen.

6. Die Erbsen noch einmal abtropfen lassen und mit Frühlingszwiebeln, Tomaten, Gurke und Minze vermischen.

7. Die Salatblätter auf zwei Tellern auslegen. Den Minzsalat daraufgeben.

**8.** Die Hähnchenteilchen auf den Salat legen und Zitronenscheiben oder -schnitze zum Ausdrücken dazugeben.

## *Vegetarische Alternative:*
## Linsenlasagne

Dieses Rezept lässt sich gut vorbereiten. Einfach alle Schritte
befolgen, dann abkühlen lassen. Abdecken und bis zum Verzehr kalt stellen. Das Gericht hält sich bis zu 24 Stunden. 10
bis 15 Minuten vor dem Verzehr aus dem Kühlschrank nehmen und gründlich erhitzen.

**2 PORTIONEN**   1 EL Olivenöl

1 mittelgroße Zwiebel, geschält und
gehackt

2 Knoblauchzehen, geschält und zerdrückt

1 gelbe Paprika, entkernt und in 1 cm großen
Stücken

1 mittelgroße Zucchini, geputzt und in
1 cm großen Stücken

75 g rote Linsen, gewaschen

1 Dose gehackte Tomaten (225 g)

700 ml frisch abgekochtes Wasser

2 TL Gemüsebrühe aus Bioanbau

1 große Stange Lauch, geputzt und auf
14 cm gekürzt

30 g gemischte Nüsse, gehackt (auf Wunsch)

**1.** Öl in einer großen Pfanne erhitzen und Zwiebel, Knoblauch, Paprika und Zucchini 10 Minuten lang leicht düns-

ten, bis sie weich, aber nicht gebräunt sind. Dabei regelmäßig umrühren.

2. Linsen hinzufügen und im Öl wenden.

3. Tomaten, Wasser und Brühe unterrühren. Aufkochen, dann die Hitze etwas reduzieren und etwa 25 Minuten köcheln lassen, bis die Linsen zart sind und die Flüssigkeit eindickt. Regelmäßig umrühren, besonders gegen Ende der Kochzeit.

4. Während die Linsen kochen, einen großen Topf Wasser aufkochen. Den Lauch längs halbieren und die Schichten trennen. Lauch in das kochende Wasser legen und in etwa 5 Minuten sehr zart kochen.

5. Ofen auf 200 °C (Gas Stufe 6) vorheizen.

6. Lauch abgießen und unter kaltem, fließendem Wasser abkühlen.

7. Linsen vom Herd nehmen. Ein Drittel auf den Boden einer Lasagneform von 1,5 l Inhalt geben. Die Hälfte der Lauchstreifen darüberlegen. Das nächste Drittel Linsen darauf streichen, dann den restlichen Lauch verteilen. Zum Schluss kommt der Rest Linsen. Auf Wunsch mit gehackten Nüssen bestreuen.

8. 15 Minuten gut durchbacken.

9. Als Beilage gibt es einen gemischten Salat mit leichtem Dressing.

Meine Mutter sagte immer, ich müsse
meinen Haferbrei essen, damit ich Fleisch
auf die Knochen bekomme und mir schön
warm ist. Sie wusste nicht, dass Haferflocken
viel mehr können als wärmen. Wenn einen
sprichwörtlich »der Hafer sticht«, bezieht
sich das auch auf das sexuelle Verlangen,
das durch Hafer verstärkt wird.

# 19. Tag

## FRÜHSTÜCK

▶ 1 Tasse warmes Wasser
▶ Danach gibt es einen Avocado-Limetten-Shake.

### Avocado-Limetten-Shake

**2 PORTIONEN** 1 reife Avocado, halbiert und entsteint
Frisch gepresster Saft von 1 Limette
3 frische Datteln, gehäutet und entsteint
*oder* Feigen
450 ml kaltes Wasser

1. Avocadofleisch mit einem Teelöffel in die Küchenmaschine oder den Entsafter füllen.
2. Limettensaft, Datteln und Wasser hinzufügen.
3. Fein pürieren und in hohen Gläsern servieren.

## ZWEITES FRÜHSTÜCK

▶ Eine Schale frische Ananasstücke oder eine Pflaume und ein Pfirsich.

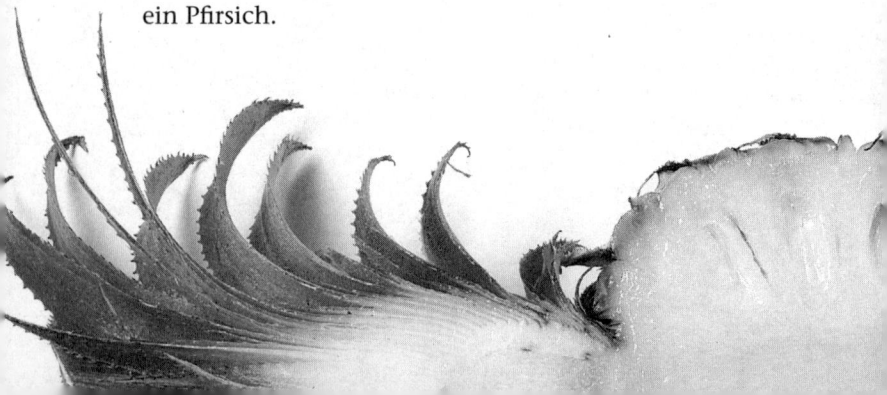

## MITTAGS

► Herzhafte Misosuppe mit Naturreis und Spinat, gefolgt von Gemüserohkost und Chashewbutter

## Herzhafte Misosuppe

Einfach aus einem Päckchen einen Teller Misosuppe anrühren, etwas gekochten Naturreis und frische, rohe Spinatblätter hineingeben.

## Cremige Cashewbutter

Dieses Rezept reicht für vier Portionen. Heben Sie deshalb etwas für morgen als Zwischenmahlzeit auf.

4 PORTIONEN   2 EL Cashewbutter
              2 EL frisch gekochtes Wasser
              Ein paar Tropfen Tamarisoße

1. Cashewbutter mit 2 TL frisch gekochtem Wasser in einer kleinen Schale glatt rühren.
2. Allmählich das restliche Wasser hinzufügen und jedes Mal gut verrühren.
3. Mit einigen Tropfen Tamarisoße würzen und cremig rühren.
4. Dazu gibt es Gemüserohkost nach Wahl.

## ZUR KAFFEEZEIT

► Eine Hand voll ungesalzener gemischter Nüsse oder Kerne.

## ABENDESSEN

▶ Kräuterfisch mit Ofengemüse

## Kräuterfisch mit Tomaten

**2 PORTIONEN**    2 frische, gehäutete Kabeljaufilets (je 150 g)
2 Rispentomaten, in Scheiben
1 gute Prise getrockneter, gemischter Kräuter

1. Ofen auf 200 °C (Gas Stufe 6) vorheizen. Fischfilets auf zwei Stücke Alufolie legen, die etwa 4 cm größer sind als der Fisch selbst. Die Seiten leicht anheben, damit eine flache Schale entsteht. Auf ein Backblech setzen.
2. Jedes Filet mit 3 Tomatenscheiben belegen und mit getrockneten Kräutern würzen.
3. Etwa 12 Minuten backen, bis der Fisch gar ist. Er sollte undurchsichtig aussehen und leicht zerfallen.
4. Vorsichtig auf zwei vorgewärmte Teller heben und mit dem Kochsud beträufeln. Etwas Gemüse für morgen Mittag aufheben.

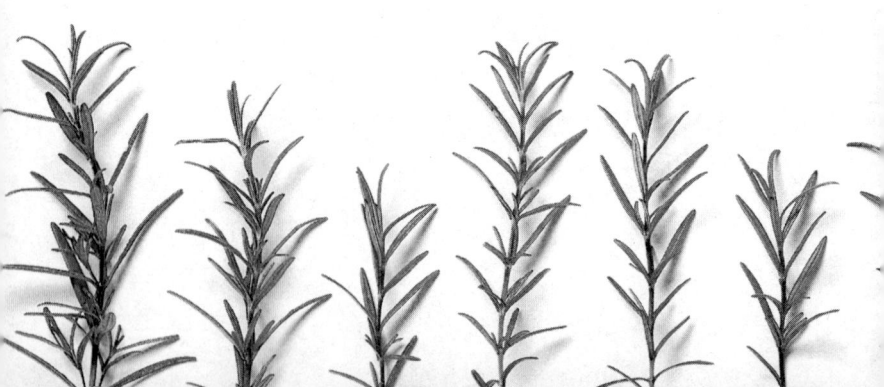

## Gebackenes Gemüse

**3 BIS 4 PORTIONEN**  2 mittelgroße Zucchini, geputzt und in
1 cm großen Würfeln
1 rote Paprika, entkernt und in
2,5 cm großen Stücken
1 gelbe Paprika, entkernt und in
2,5 cm großen Stücken
8 Schalotten, geschält und halbiert
(große Schalotten vierteln)
2 EL Olivenöl

**1.** Ofen auf 200 °C (Gas Stufe 6) vorheizen.
**2.** Zucchini, Paprika und Schalotten auf ein großes Backblech setzen. Mit Öl beträufeln und vorsichtig mischen.
**3.** In etwa 35 Minuten zart backen und leicht anbräunen. Nach der Hälfte der Backzeit vorsichtig wenden. Heiß servieren.

4 EL Perlgraupen mit reichlich kaltem Wasser in eine Schüssel füllen und über Nacht im Kühlschrank einweichen (für morgen Früh).

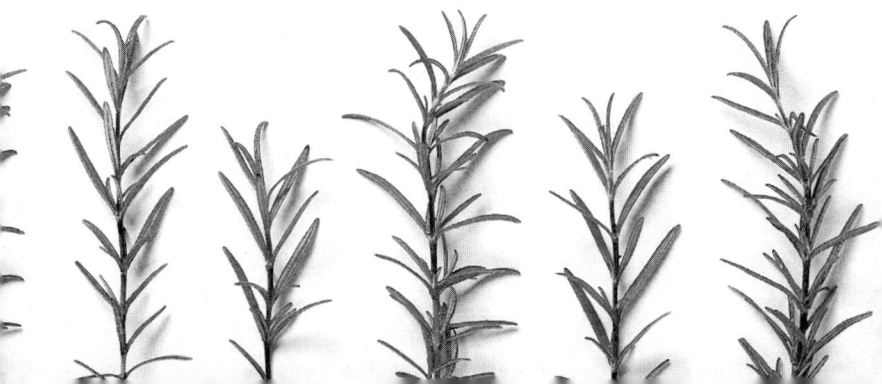

*Greifen Sie bei Süßhunger nach einem Stück Obst oder einem Wurzelgemüse. Diese natürliche Süße sollte den Heißhunger stillen. Außerdem: Je länger Sie Ihre Speisen kauen, desto süßer schmecken sie.*

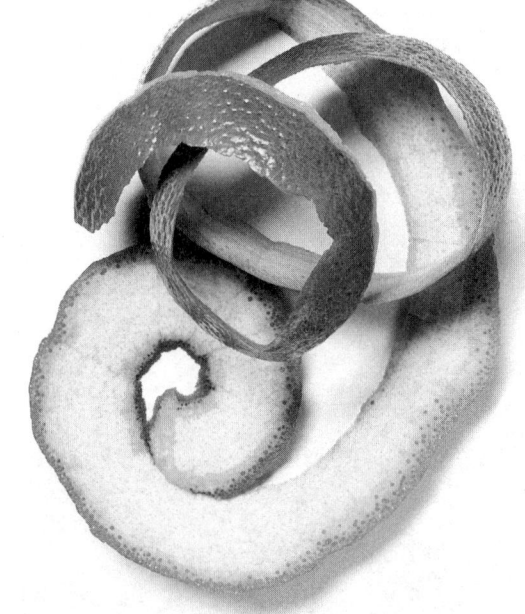

# 20. Tag

## FRÜHSTÜCK

► 1 Tasse warmes Wasser
► 1 Tasse Brennnesseltee
► Danach gibt es Melonenschnitze und ein Gerstenfrüh-
  stück. Denken Sie daran, dass zwischen dem Obst und der
  Suppe 20 Minuten verstreichen sollten.

### Gerstenfrühstück

Die Graupen über Nacht vorweichen lassen, sonst kommen
Sie zu spät zur Arbeit. Wenn man Getreide wie Gerste einweicht, ist es schneller gar.

1 PORTION    4 EL Perlgraupen, eingeweicht
2 Päckchen Miso, weiß
4 Shiitake-Pilze

1. Gerste abgießen.
2. 125 ml Wasser aufkochen und die Gerste hinzugeben.
3. Erneut aufkochen, Hitze herunterschalten und 10 Minuten
   köcheln lassen.
4. Miso und Pilze hinzufügen, weitere 5 Minuten köcheln lassen, dann servieren.

## ZWEITES FRÜHSTÜCK

▶ Zwei Birnen.

## MITTAGS

▶ Ofengemüse vom Vortag mit Rucola und Couscous

## Ofengemüse

| 1 PORTION | Restliche Portion Ofengemüse |
|-----------|------------------------------|
|           | 1 EL Apfelessig |
|           | 2 EL Pinienkerne |
|           | 1 Hand voll Rucola |
|           | Olivenöl |

1. Ofengemüse mit Apfelessig, Pinienkernen und Rucola vermengen.
2. Mit etwas Olivenöl beträufeln.
3. Wer sehr hungrig ist, bekommt zusätzlich einen kleinen Teller Couscous.

## ZUR KAFFEEZEIT

▶ Cremige Cashewbutter vom Vortag mit rohen Gemüsestreifen.

## ABENDESSEN

▶ Bohnencassoulet mit Naturreis

## Bohnencassoulet

**2 PORTIONEN**  1 Zwiebel, geschält und fein gewürfelt

1 Stange Lauch, geputzt und in 1 cm dicken Ringen

2 Knoblauchzehen, geschält und gehackt

1 TL Olivenöl

2 EL Wasser

1 Dose kleine, weiße Flageolettbohnen (300 g), ungesalzen, ungezuckert, abgetropft

1 Dose Borlottibohnen (200 g), ungesalzen, ungezuckert, abgetropft

2 Zweige Rosmarin

1 TL Fenchelsamen

Mehrere Zweige Thymian

3 Tomaten, entkernt und fein gehackt

1 EL Hirsemehl

2 EL Petersilie

1. Zwiebel, Lauch, Knoblauch, Öl und Wasser in eine nicht beschichtete Pfanne geben, abdecken und in 4 bis 5 Minuten weich dünsten.
2. In eine Auflaufform geben und die Bohnen untermischen. Die Kräuter (bis auf die Petersilie) und die Hälfte der Tomaten darauflegen.
3. Ofen auf 180 °C (Gas Stufe 4) vorheizen.

**203**

4. Das Cassoulet 10 Minuten backen. Aus dem Ofen nehmen und einmal umrühren. Dann mit dem Hirsemehl bestreuen. Erneut in den Ofen schieben und weitere 10 Minuten backen.

5. Die restlichen Tomaten und die Petersilie darüberstreuen. Dazu gibt es Naturreis oder einen grünen Salat.

*Melonen und anderes Obst sollten Sie beim Verzehr nicht mischen, weil Melone rascher verdaut wird als alle anderen Früchte. Wenn man beides zusammen isst, kommt es im Darm zu Gärungsprozessen, also Blähungen und Winden.*

# 21. Tag

▶ 1 Tasse warmes Wasser
▶ 1 Tasse Salbeitee
▶ Danach gibt es einen Smoothie.

## Beeren-Mango-Banane-Smoothie

**1 PORTION**   1 Schale Himbeeren
1 Mango, entsteint und gehackt
1 Banane, in Scheiben

Alle Zutaten glatt pürieren.

▶ Eine Schale Trauben.

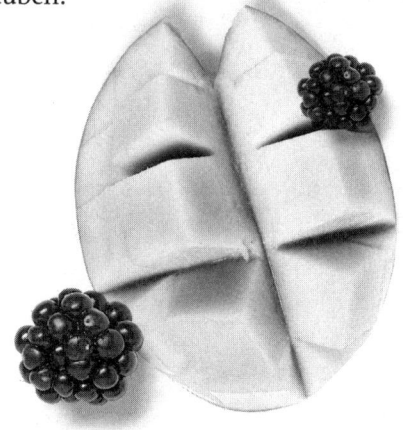

## MITTAGS

▶ Fenchel-Blumenkohl-Sellerie-Salat.

## Fenchel-Blumenkohl-Sellerie-Salat

Frische Misopaste gibt es im Naturkostladen an der Kühltheke. Sie eignet sich gut für Salatsoßen, aber auch für Suppen und Aufläufe.

**4 PORTIONEN**

320 g frische Blumenkohlröschen
200 g Selleriestangen, in Scheiben
200 g Fenchelknolle, ohne Herz, gehackt
4 TL enthülste Hanfsamen

*Für das Dressing:*
2 TL frische Misopaste mit Hanf
2 EL Mirin
Saft von 1 Zitrone

1. Blumenkohlröschen in 3 Minuten in etwas Wasser zart dünsten.
2. Abgießen und mit Sellerie und Fenchel in einer Schüssel mischen.
3. Misopaste, Mirin und Zitronensaft in einer Tasse anrühren oder in einem Deckelglas gut verschütteln.
4. Das Dressing über den Salat gießen, mit Hanfsamen bestreuen und servieren.

► Gemüsesaft oder eine Hand voll ungesalzener Biomandeln (die Mandeln sind leichter verdaulich, wenn man sie vorher in Wasser einweicht).

## Gemüsesaft

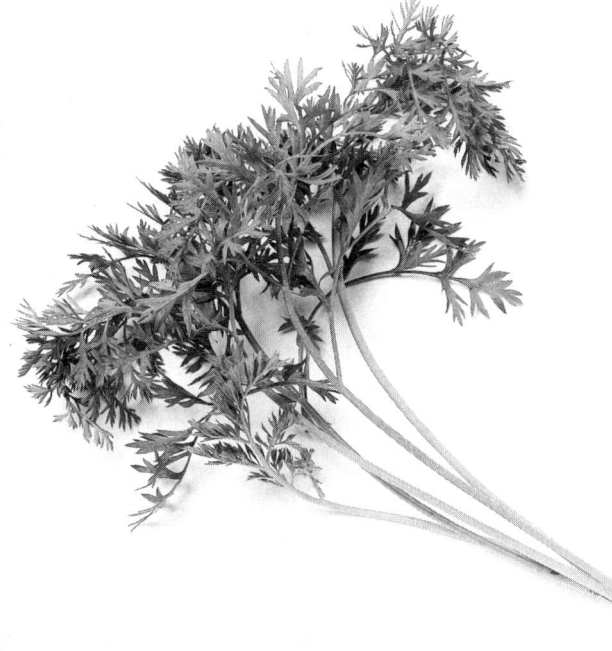

| 1 PORTION | 1 Gurke |
|---|---|
| | 6 Möhren |
| | 1 Fenchel |
| | ½ Rote Bete |

Alle Zutaten entsaften. Den Saft langsam trinken.

## ABENDESSEN

▶ Süßkartoffelsuppe und Shiitake-Bohnen-Salat mit Sesam-Frühlingszwiebel-Dressing.

### Süßkartoffelsuppe

Einen Teil für morgen Mittag aufheben. Wenn Sie keinen Pürierstab besitzen, sollten Sie die Suppe vor dem Pürieren in der Küchenmaschine etwas abkühlen lassen. Anschließend wieder in den Topf geben und vorsichtig durcherhitzen.

**4 PORTIONEN**

1 mittelgroße Zwiebel, geschält und grob gewürfelt
1 Knoblauchzehe, geschält und zerdrückt
2 Süßkartoffeln, geschält und in 2 cm großen Würfeln
2 mittelgroße Möhren, geputzt und in feinen Scheiben
800 ml frisch abgekochtes Wasser
½ Würfel Gemüsebrühe

1. Alle Zutaten in einem Topf zum Kochen bringen. Das Gemüse in etwa 15 Minuten sehr zart kochen.
2. Vom Herd nehmen, ein paar Minuten abkühlen lassen, dann mit dem Pürierstab glatt pürieren.
3. Wenn nötig, noch etwas Wasser hinzufügen und vor dem Servieren noch einmal gut erhitzen.

## Shiitake-Bohnen-Salat mit
## Sesam-Frühlingszwiebel-Dressing

Furikake ist eine Mischung aus schwarzen und weißen Sesamsamen, Nori-Algen und roten Shisoblättern. Man bekommt es in Naturkostläden und Asiamärkten. Wenn Sie kein Furikake auftreiben können, verwenden Sie stattdessen Sesamsamen.

**2 PORTIONEN**

75 g grüne Bohnen, geputzt
60 g Pilze, vorzugsweise Shiitake, ohne Stängel, in feinen Scheiben
1 EL Furikake zum Würzen

*Dressing*:
2 Frühlingszwiebeln, nur der weiße Teil, in Ringen
1 TL Sesamöl
1 EL Naturreisessig

1. Wasser in einem kleinen Topf zum Kochen bringen, Bohnen hineingeben und 1 Minute kochen. Abgießen und unter fließendem, kaltem Wasser gut abspülen.
2. Frühlingszwiebeln, Öl und Essig in einer kleinen Schüssel verrühren.
3. Bohnen auf einem Teller anrichten und mit den Pilzscheiben garnieren. Dressing darüberlöffeln, mit Furikake bestreuen und servieren.

Weichen Sie schon heute 100 g schwarze Bohnen in reichlich kaltem Wasser für morgen ein.

*Essen Sie Shiitake-Pilze, denn sie kurbeln in besonderer Weise unser Immunsystem an. Weil ich meinen Klienten ein gutes Immunsystem wünsche, empfehle ich diese Pilze als Beilage zu Salaten, Suppen und Aufläufen. Interessante Varianten sind Reishi-, Maitake- und Enochi-Pilze.*

# 22. Tag

## FRÜHSTÜCK

► 1 Tasse warmes Wasser
► 1 Tasse Melissentee
► Danach gibt es Obstsalat mit Früchten der Saison und für besonders Hungrige eine Schale Haferbrei. Außerdem sollten Sie 200 g getrocknete Kichererbsen für morgen Nachmittag in Wasser einlegen.

### Obstsalat

Frisches Obst nach Wahl oder gekochte Äpfel mit Dörrpflaumen in einer vorgewärmten Frühstücksschale anrichten und mit etwas Zimt bestreuen.

### Schneller Haferbrei mit Zimt und Vanille

1 PORTION  100 g Haferflocken
400 ml Wasser
2 cm Zimtstange
1 Vanilleschote, längs aufgeschnitten

1. Haferflocken und Wasser in einen kleinen Topf geben. Bei mittlerer bis starker Hitze erwärmen, gut umrühren, dann Zimt und Vanilleschote hinzufügen.
2. Ohne Umrühren zum Kochen bringen, dann unter Rühren 1 Minute weiterköcheln lassen, bis ein dicker, cremiger Brei entsteht.

3. Vom Herd nehmen, sobald die gewünschte Konsistenz erreicht ist. Vanilleschote und Zimtstange entfernen, in eine Schale füllen und sofort servieren.

## ZWEITES FRÜHSTÜCK

▶ Eine Schale Blaubeeren.

## MITTAGS

▶ Süßkartoffelsuppe mit Salat

### Möhrensalat mit Ingwer und Erbsen

1 PORTION     125 g Möhren, geputzt
60 g frische Erbsen, enthülst
Frisch geriebener Ingwer (nach Wunsch)
½ EL Naturreisessig

1. Möhre am besten mit einem Gemüseschneider sehr fein raspeln, dann mit den Erbsen in eine Schüssel geben.
2. Nach Geschmack frischen Ingwer reiben und zu den Möhren und den Erbsen geben.
3. Essig darübergießen und servieren.

## ZUR KAFFEEZEIT

▶ Eine Hand voll roher Zuckerschoten und eine Hand voll Kürbiskerne.

**ABENDESSEN**

▶ Bohnenfrikadellen mit Zuckerschoten und Paprikamais, süßsauer

## Bohnenfrikadellen

Wenn Sie eine gute, beschichtete Pfanne verwenden, brauchen Sie diese vor dem Braten der Frikadellen nur mit etwas Öl auszuwischen.

**4 PORTIONEN**

100 g schwarze Bohnen

10 g Arame-Algen

1 mittelgroße Zwiebel, geschält und fein gewürfelt

1 TL Öl und 1 EL Wasser

½ gelbe Paprika, fein gewürfelt

100 g geschälte, geraspelte Steckrübe

100 g Zucchini, geraspelt

2 EL Petersilie, gehackt

1 Knoblauchzehe, geschält und fein gehackt

100 g Hirsemehl

Etwas Öl für die Pfanne

1. Bohnen über Nacht in kaltem Wasser einweichen. Abgießen und in einem Topf mit kaltem Wasser aufkochen. 45 Minuten leicht köcheln lassen. Abgießen und mit einem Kartoffelstampfer zerdrücken.

2. Arame 10 Minuten in kaltem Wasser einweichen. Abgießen.

3. Zwiebel mit 1 TL Öl und 1 EL kaltem Wasser in einer beschichteten Pfanne weich dünsten, aber nicht bräunen.

4. Gekochte Bohnen, Arame, Paprika, Rübe, Zucchini, Petersilie und Knoblauch gut verrühren. Hirsemehl unterrühren.
5. Acht Frikadellen formen.
6. Eine beschichtete Pfanne erhitzen und mit etwas Öl auspinseln. Vier Frikadellen in die Pfanne legen und mit einem Spatel flach drücken. In 2 bis 3 Minuten goldbraun anbraten, wenden und von der anderen Seite 2 bis 3 Minuten goldbraun braten. Aus der Pfanne nehmen und mit der zweiten Portion ebenso verfahren.
7. Als Beilage gibt es rohe Zuckerschoten mit einem Spritzer Zitronensaft und Paprikamais, süßsauer.

## Paprikamais, süßsauer

4 PORTIONEN  150 g Süßmais aus der Dose (Bioanbau)
½ rote Paprika, fein gewürfelt
½ rote Zwiebel, fein gewürfelt
2 TL Apfelessig

Alle Zutaten gut verrühren und bis zum Verzehr in einem sauberen Glas kalt stellen. Im Kühlschrank 1 bis 2 Tage haltbar.

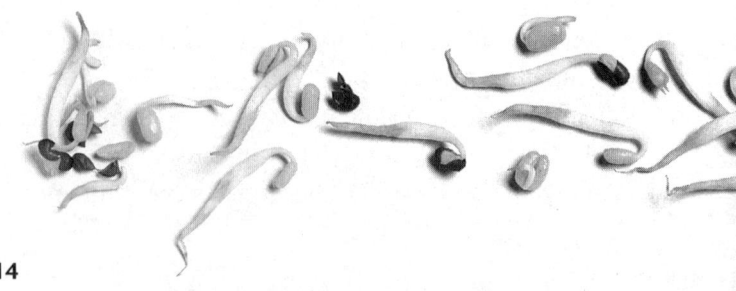

# 23. Tag

- ▶ 1 Tasse warmes Wasser
- ▶ 1 Tasse Löwenzahntee
- ▶ Danach gibt es einen Smoothie.

## Pfirsich-Aprikosen-Bananen-Smoothie

1 PORTION    2 reife Pfirsiche, entsteint und halbiert
4 Aprikosen, entsteint und halbiert
1 Banane, in Stücken
100 ml Wasser

Alle Zutaten glatt pürieren.

- ▶ Eine Schale Mungbohnenkeimlinge mit Sesamsamen und einem Spritzer Zitrone.

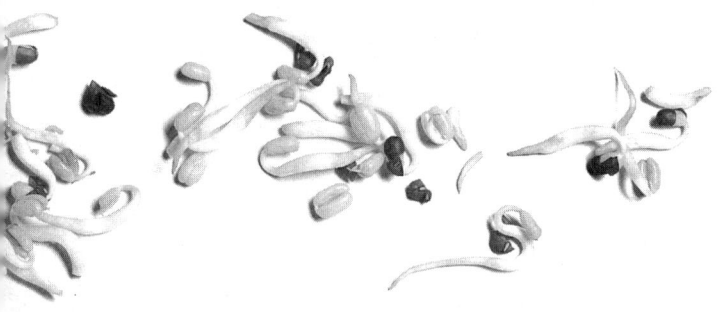

## Avocado mit Augenbohnenfüllung

Bieten Sie die andere Hälfte Ihren Freunden an. Sie werden dieses Gericht lieben!

**2 PORTIONEN**
1 Avocado, halbiert und entsteint
1 Spritzer Zitronensaft
150 g Augenbohnen aus der Dose, abgetropft
(Nehmen Sie eine Dose mit 300 g Augenbohnen; den Rest gibt es morgen.)
100 g Kirschtomaten, halbiert
1 Frühlingszwiebel, gehackt
½ EL Apfelessig
1 EL frisches Basilikum, gehackt

1. Avocadohälften auf Teller legen und mit Zitronensaft beträufeln.
2. Alle übrigen Zutaten vermengen und die Avocados damit
   füllen.
3. Sofort servieren.

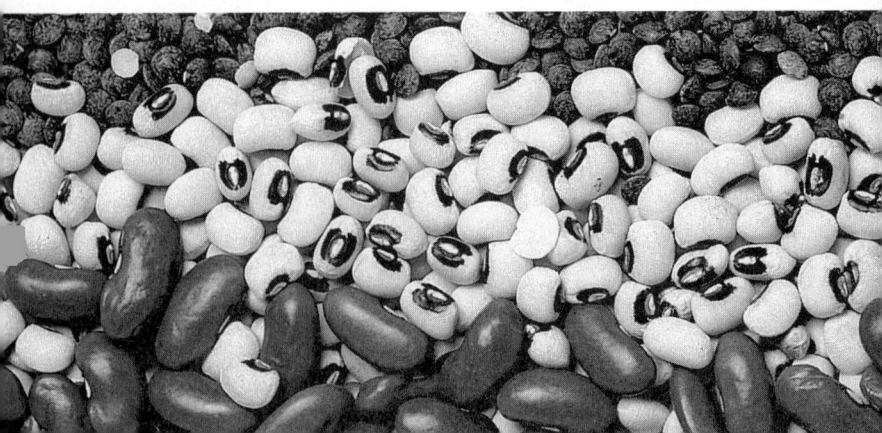

▶ Die Kichererbsen, die Sie gestern Abend eingeweicht haben, sollten jetzt gerade aufbrechen. Zu diesem Zeitpunkt stecken sie voller Enzyme. Abgießen und servieren.

ABENDESSEN

▶ Gemüsesaft aus Möhren, Gurken und Sellerie, gefolgt von Spargelrisotto.

## Spargelrisotto

**4 PORTIONEN**    1 Bund frischer Spargel

1 Stange Lauch, geputzt, halbiert und in dünnen Scheiben, Grün aufbewahren

1 l Wasser

1 Lorbeerblatt

1 TL Olivenöl

2 EL Wasser zum Dünsten

2 Knoblauchzehen, geschält und gehackt

300 g Rundkornnaturreis

2 EL glatte Petersilie

1 EL Zitronensaft

1 Hand voll frischer Rucola

1. Das holzige Ende von den Spargelstangen abbrechen. Die Stangen brechen von Natur aus an der besten Stelle. Die Stangen in 1,5 cm lange Stücke schneiden.

2. Lauchreste und holzige Spargelenden in einem mittelgro-

ßen Topf mit 1 l Wasser aufkochen. Lorbeerblatt hinzufügen und köcheln lassen.

3. In einer beschichteten Pfanne das Öl mit 2 EL Wasser erhitzen. Geputzten Lauch und Knoblauch hinzufügen. In 5 Minuten weich werden, aber nicht bräunen lassen, dann aus dem Kochtopf 2 EL Spargelwasser hinzufügen.

4. Reis hinzugeben und einige Minuten unter ständigem Rühren mit anbraten. Dann 200 ml von dem Spargelsud hinzugeben und einige Minuten kochen, bis der Reis das ganze Wasser aufgesogen hat. Erneut 200 ml Sud hinzugeben.

5. Weiter heißen Spargelsud hinzufügen und den Reis auf kleiner Stufe in etwa 30 Minuten garen. Dazu sind etwa 800 ml Flüssigkeit erforderlich. Lauch- und Spargelreste aus dem Topf wegwerfen.

6. Die zarten Spargelenden zum Reis hinzufügen, gut unterrühren und noch 5 Minuten mitgaren. Petersilie und Zitronensaft und, wenn nötig, noch etwas Brühe hinzufügen. Der Reis soll zart und feucht sein.

7. Das Risotto in vorgewärmten Suppentellern anrichten und mit frischem Rucola bestreuen. Eine Portion für morgen Mittag aufheben.

Wer abnehmen möchte, sollte geschälte Hanfsamen essen. Ich bezeichne Hanfsamen als meine Leichtgewichtsaat. Sie enthalten in perfekt ausgewogenem Verhältnis erwünschte Fette, die uns bei der Fettverbrennung helfen, dazu Mineralstoffe, insbesondere das für die Sexualität dringend benötigte Zink. Greifen Sie deshalb immer wieder zu geschälten Hanfsamen, bei Zwischenmahlzeiten oder zu Suppen, Eintöpfen und Dips.

# 24. Tag

## FRÜHSTÜCK

- ▶ 1 Tasse warmes Wasser mit einem Spritzer Zitrone
- ▶ 1 Tasse Salbeitee
- ▶ Danach gibt es einen Pfirsich-Mango-Smoothie.

### Pfirsich-Mango-Smoothie

1 PORTION    1 Mango, entsteint und gehackt
1 Pfirsich, entsteint und gehackt
1 Banane, in Scheiben
100 ml Wasser
1 kleine Schale Blaubeeren

1. Alle Zutaten bis auf die Blaubeeren fein pürieren.
2. Wenn Sie eine dünnere Konsistenz wünschen, mehr Wasser hinzufügen.
3. Über die Blaubeeren gießen und trinken.

## ZWEITES FRÜHSTÜCK

- ▶ Saft von einer Grapefruit (pink) und zwei Äpfeln oder eine aufgeschnittene Grapefruit.

► Spargelrisotto vom Vortag mit Augenbohnensalat, Southern Style

## Augenbohnensalat, Southern Style

Erinnern Sie sich an den Rest Augenbohnen von gestern? Jetzt können Sie die Bohnen gebrauchen. Im Kühlschrank hält sich dieser Salat drei Tage.

1 PORTION    150 g Augenbohnen, abgetropft
½ rote Zwiebel, geschält und fein gehackt
½ rote Paprika, entkernt und fein gehackt
½ gelbe Paprika, entkernt und fein gehackt

*Dressing:*
1 EL frischer Koriander, gehackt
½ TL Dijonsenf
½ EL Apfelessig
½ EL Olivenöl

1. Bohnen, Zwiebel und Paprika vermengen.
2. Zutaten für das Dressing in einem Schraubglas kräftig vermengen.
3. Die Salatsoße über die Bohnen gießen, gut unterrühren, abdecken und kalt stellen.
4. Den Salat 2 bis 3 Stunden marinieren lassen und dann nachwürzen oder gleich verzehren.

▶ Gemüsesaft oder eine rote oder gelbe Paprika in Schnitzen.

## Gemüsesaft

**1 PORTION**     1 Fenchel

½ Rote Bete

4 Stangen Sellerie

Alle Zutaten entsaften. Den Saft langsam trinken.

ABENDESSEN

## Wirsing-Lachs-Auflauf

Durch die Wirsing- und Lachsschichten ähnelt dieses Gericht einer Lasagne. Es schmeckt sehr intensiv und eignet sich gut zur Bewirtung von Gästen.

**4 PORTIONEN**     1 großer Wirsing

2 TL Sesamöl

3 EL kochend heißes Wasser

Schale von 1 Zitrone

2 TL Naturreisessig

1 TL weizenfreie Sojasoße

300 g Lachsfilet

8 Frühlingszwiebeln, geputzt und fein gehackt

1. Die äußeren Kohlblätter entfernen. Von fünf Blättern die dicke, mittlere Ader lösen, so dass ein kleines »V« entsteht.

2. Einen großen Topf Wasser zum Kochen bringen und diese fünf Blätter darin 2 Minuten kochen. Abgießen und unter kaltem Wasser abspülen.

3. Den restlichen Kohl fein hacken und mit dem Sesamöl und dem kochenden Wasser in eine beschichtete Pfanne geben. Bei mittlerer Hitze andünsten, bis der Kohl gerade eben zusammenfällt. Zitronenschale, Reisessig und Sojasoße hinzufügen. Vom Herd nehmen und in der Pfanne abkühlen lassen.

4. Lachsfilet auf einem Schneidebrett mit einem scharfen Messer horizontal in 5 mm dicke Scheiben schneiden.

5. Ein Kohlblatt auf ein großes Stück Backpapier legen. Mit der Hälfte der Lachsscheiben bedecken. Mit einer gelochten Schöpfkelle die Hälfte der Wirsingraspel daraufhäufen. Ein zweites Kohlblatt darauflegen und alles wiederholen, bis die Zutaten verbraucht sind.

6. Etwas Kochsud von dem gehackten Wirsing auf den Auflauf tröpfeln. Das Backpapier fest schließen.

7. Das Päckchen in einem Dämpfeinsatz aus Bambus über einen Topf mit kochendem Wasser hängen und 7 bis 10 Minuten dämpfen. Das Päckchen soll sich fest anfühlen.

8. Aus dem Bedampfer nehmen, auswickeln und in vier Stücke schneiden. Auf vier vorgewärmte Teller setzen. Falls noch Kochsud übrig ist, damit beträufeln.

9. Die gehackten Frühlingszwiebeln über das Gericht streuen und sofort servieren.

# 25. Tag

## FRÜHSTÜCK

▶ 1 Tasse warmes Wasser
▶ 1 Tasse Brennnessel-Löwenzahn-Tee
▶ Danach gibt es Vanillequinoa.

### Vanillequinoa

**2 PORTIONEN**  150 g Quinoa
½ Vanilleschote
350 ml Wasser oder Reismilch

1. Quinoa, Vanilleschote und Wasser oder Reismilch in einen Topf geben.
2. Einmal aufkochen, dann herunterschalten und etwa 10 Minuten köcheln lassen, bis die Körner durchscheinend werden.
3. Vom Herd nehmen und vor dem Servieren noch einige Minuten stehen lassen.

## ZWEITES FRÜHSTÜCK

▶ Zwei frische oder ungeschwefelte, getrocknete Feigen.

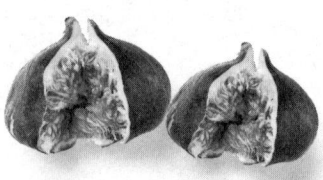

▶ Brunnenkressesuppe mit Rübchen und Avocado-Tomaten-Salat

## Brunnenkressesuppe mit Rübchen

Diese Suppe schmeckt sehr pikant. Man bereitet sie am besten aus ganz frischer, biologischer Brunnenkresse zu, die in den Sommermonaten Saison hat. Sie sollte frisch gekocht verzehrt werden, um den Nährwert voll auszuschöpfen. Wenn es keine Kresse gibt, kann man stattdessen auch Salat nehmen.

**2 PORTIONEN**   1 Bund Brunnenkresse oder Salat (125 g)
1 Zwiebel, geschält und fein gewürfelt
1 TL Olivenöl
2 EL Wasser
100 g Mairübchen, geschält und gehackt
750 g selbst gekochte Brühe oder Wasser

1. Von der Hälfte der Kresse die Blätter lösen und zum Garnieren beiseitestellen.
2. Zwiebel, Öl und Wasser in einer mittelgroßen Pfanne zugedeckt erhitzen und weich dünsten, aber nicht bräunen.
3. Rüben und Brühe hinzufügen. Zum Kochen bringen und 20 bis 30 Minuten köcheln lassen, bis ein Messer leicht hindurchgleitet.
4. Kresse (oder Salat) hinzufügen und eine knappe Minute mitgaren. Vom Herd nehmen und leicht abkühlen lassen.
5. Die Suppe in der Küchenmaschine, im Mixer oder mit dem Pürierstab fein pürieren.

**6.** Auf vorgewärmte Servierteller verteilen und mit den aufgehobenen Kresseblättern verzieren.

## Avocado-Tomaten-Salat mit Basilikum

2 PORTIONEN 2 reife Avocados, halbiert

4 mittelgroße Rispentomaten, in Scheiben

2 Hand voll frische Basilikumblätter

15 g Pinienkerne

2 EL Olivenöl, extra vergine

1 TL guter Balsamico-Essig

**1.** Avocados entsteinen und in dicke Scheiben schneiden. Haut abziehen und wegwerfen.

**2.** Avocadoscheiben auf zwei Tellern anrichten. Tomaten und Basilikum darübergeben. Mit Pinienkernen bestreuen.

**3.** Mit Olivenöl und Essig beträufeln und servieren.

**ZUR KAFFEEZEIT**

▶ Eine Schale Blaubeeren oder Himbeeren.

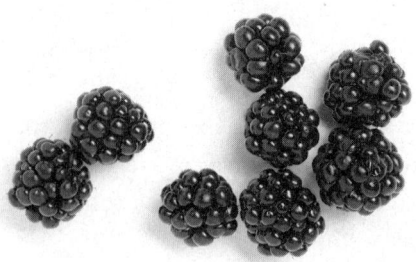

## Chinakohltopf

**4 PORTIONEN**  1 l Wasser

2 cm frischer Ingwer, in feinen Scheiben

1 TL Koriandersamen, zerdrückt

1 Knoblauchzehe, geschält und gehackt

600 g Chinakohl

100 g Daikon (oder Rettich), geschält und in feine Streifen geschnitten

100 g Möhren, geputzt und in Scheiben

4 EL frischer Koriander, gehackt

1 TL Sesamöl

1 TL weizenfreie Sojasoße

1 EL Sesamsamen

20 g Arame-Algen, 10 Minuten in kaltem Wasser eingelegt und abgetropft

1. Wasser, Ingwer, Koriander und Knoblauch in einem ausreichend großen Topf zum Kochen bringen.
2. Kohl, Daikon und Möhren hinzufügen und 5 Minuten köcheln lassen.
3. Vom Herd nehmen und die Hälfte des Korianders unterrühren.
4. In Suppenteller schöpfen, Öl, Sojasoße, Sesamsamen, restlichen Koriander und Arame darübergeben und servieren. Eine Portion für morgen Mittag aufheben.

**227**

# 26. Tag

## FRÜHSTÜCK

- ▶ 1 Tasse warmes Wasser
- ▶ 1 Tasse Grüne-Minze- oder Fencheltee
- ▶ Danach gibt es einen Smoothie.

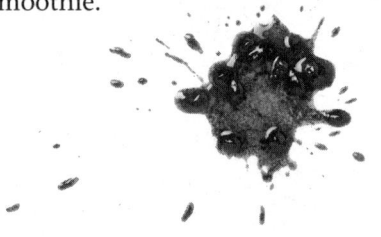

### Erdbeersmoothie

**1 PORTION**  1 kleine Schale Erdbeeren, geputzt
½ Schale Himbeeren
2 reife Birnen, entkernt und gehackt
1 Apfel, geschält und gehackt
200 ml Wasser

Alle Zutaten fein pürieren.

80 g Adzukibohnen in reichlich kaltem Wasser für das Abendessen einweichen.

## ZWEITES FRÜHSTÜCK

- ▶ Hummus mit Kürbiskernen, Sonnenblumenkernen oder geschälten Hanfsamen.

## MITTAGS

► Chinakohltopf vom Vortag, dazu einen gedämpften Mais-kolben, den Sie mit Umeboshipflaumensoße eingerieben haben.

## ZUR KAFFEEZEIT

► Eine halbe Gurke, fein gehackt.

## ABENDESSEN

► Adzukifrikadellen mit Zwiebelsoße. Eine Portion von bei-dem für morgen aufheben.

## Adzukifrikadellen

Wenn Sie die eingeweichten Adzukibohnen etwa 40 Minuten sehr weich kochen, lassen sie sich im Mixer leichter pürieren.

**12 MINIFRIKADELLEN**  75 g gemischte, ungesalzene Nüsse, grob gehackt (ich verwende Pinienkerne)

180 g weich gekochte Adzukibohnen

2 EL Tahini (Sesampaste)

50 g Zwiebel, geschält und grob gehackt

2 EL frische Petersilie, grob gehackt

1 TL Gemüsebrühe aus Bioanbau

1 TL Olivenöl

**1.** Ofen auf 200 °C (Gas Stufe 6) vorheizen. Ein Backblech mit Backpapier auslegen.

2. Nüsse in der Küchenmaschine fein mahlen. Adzukibohnen, Tahini, Zwiebel, Petersilie und Brühe hinzufügen.

3. Pürieren, bis die Mischung eine fast teigartige Konsistenz annimmt. Eventuell müssen Sie zwischendurch ein- oder zweimal den Deckel öffnen und die Zutaten nach unten schieben. Mit sauberen Händen zwölf Bällchen formen und auf das Backblech legen. Zu kleinen Frikadellen flach drücken.

4. Die Frikadellen mit etwas Öl bepinseln und 10 Minuten backen. Aus dem Ofen nehmen und mit einem Heber vorsichtig umdrehen. Weitere 5 bis 7 Minuten backen, bis die Frikadellen ganz durch und leicht gebräunt sind.

5. Als Beilage gibt es Zwiebelsoße und Avocado-Mayo mit Zitronenschale (siehe Seite 123) sowie einen großen gemischten Salat oder reichlich Gemüse der Saison.

## Zwiebelsoße

3 Zwiebeln, geschält und fein gehackt
3 EL Olivenöl
2 TL Tamarisoße

1. Zwiebeln bei schwacher Hitze 15 Minuten in Olivenöl anschwitzen. Sie sollen weich und durchscheinend werden, aber nicht braten.

2. Etwas Wasser an die Zwiebeln geben und weitere 10 bis 15 Minuten kochen.

3. Pürieren und in eine Schüssel umfüllen. Tamarisoße hinzufügen und servieren.

*Wenn Sie Energie brauchen und schlank
bleiben wollen, sollten Sie immer Naturreis
statt poliertem Reis wählen.*

*Weißem Reis sind zu viele Nährstoffe
entzogen, und er wirkt im Körper wie
Zucker. Naturreis hingegen ist eine gute
Quelle für B-Vitamine, die wir für die
Nebennierenfunktion und die Gewichts-
regulierung brauchen. Forschungen haben
ergeben, dass eine Ernährung, die viel
Vollkornprodukte wie Naturreis enthält,
Übergewicht vorbeugen kann. Jetzt können
Sie sich nicht mehr herausreden.*

# 27. Tag

- ▶ 1 Tasse warmes Wasser
- ▶ 1 Tasse Brennnesseltee
- ▶ Danach gibt es einen Früchtesmoothie.

### Früchtesmoothie

Kombinieren Sie selbst nach Lust und Laune. Einfach loslegen. Aber merken Sie sich, was dabei herausgekommen ist.

- ▶ Eine Schale Blaubeeren.

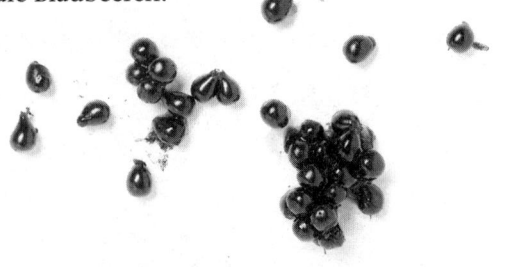

- ▶ Restliche Adzukifrikadellen mit Zwiebelsoße vom Vortag.

- ▶ Eine Schale frisches Sauerkraut (abgespült).

## ABENDESSEN

▶ Truthahnbällchen mit Tomatensoße, dazu knackiger Salat oder Kichererbsenpfanne

## Truthahnbällchen mit Tomatensoße

**4 PORTIONEN**
500 g frisches Putenhack, am besten aus Freiland- oder Biohaltung
1 mittelgroße Zwiebel, geschält und fein gehackt
1 Knoblauchzehe, geschält und zerdrückt
1 kleiner Bund frischer Koriander, fein gehackt
½ TL weizenfreie Gemüsebrühe aus Bioanbau

*Für die Soße:*
400 g Tomaten aus der Dose, gehackt
1 Knoblauchzehe, geschält und gehackt
1 mittelgroße Zwiebel, geschält und grob gehackt
1 Stange Sellerie, geputzt, in dünnen Scheiben
1 große Möhre, geputzt, in dünnen Scheiben
1 Süßkartoffel, geschält und gewürfelt
1 Stange Lauch, geputzt, in dünnen Scheiben
1 Zucchini, gewürfelt
1 Lorbeerblatt (auf Wunsch)

**1.** Alle Zutaten für die Soße in einen großen Topf geben. Die leere Tomatendose mit kaltem Wasser füllen und das Wasser über das Gemüse gießen. Einmal aufkochen, dann her-

**233**

unterschalten und 25 bis 30 Minuten leicht köcheln lassen, bis das Gemüse zart ist und die Soße dick wird. Regelmäßig umrühren.

2. Inzwischen den Ofen auf 200 °C (Gas Stufe 6) vorheizen. Das Putenhackfleisch in eine große Schüssel geben und mit sauberen Händen gut mit Zwiebel, Knoblauch, Koriander und Brühe verkneten.

3. Aus dem Fleischteig 20 Bällchen formen und auf ein mit Backpapier ausgelegtes Backblech legen. 12 bis 15 Minuten backen, bis die Bällchen leicht bräunen und gut durch sind. Dabei nach der Hälfte der Backzeit wenden.

4. Die Soße nach dem Kochen 5 Minuten abkühlen lassen. Das Lorbeerblatt herausnehmen und die Soße sorgfältig pürieren.

5. Soße wieder in die Pfanne geben und die Fleischbällchen unterrühren. Zusammen vorsichtig erhitzen, bis das Ganze wieder richtig heiß ist.

6. Dazu gibt es einen knackig frischen Rohkostsalat.

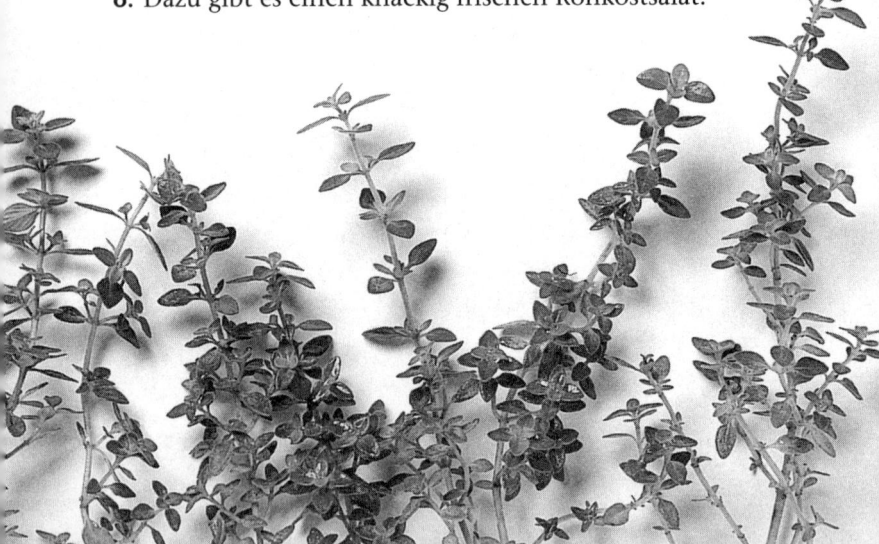

## *Vegetarische Alternative:*
## Kichererbsenpfanne

**2 PORTIONEN**   1 rote Zwiebel, geschält und in Ringen
2 Knoblauchzehen, geschält und zerdrückt
1 EL Hanföl oder Olivenöl
1 rote Paprika, gewürfelt
1 Zucchini, in Scheiben
1 Stange Lauch, geputzt und in Ringen
400 g ungesalzene, ungezuckerte Kichererbsen
(Dose)
625 ml kaltes Wasser
2 TL weizenfreie Gemüsebrühe
1 Hand voll frischer, junger Spinat, geputzt

1. Zwiebel und Knoblauch in Öl bei schwacher Hitze anschwitzen, bis die Zwiebel weich ist.
2. Rote Paprika, Zucchini und Lauch unterrühren. Kichererbsen abspülen und hinzufügen.
3. Wasser und Brühe hinzufügen und aufkochen. Herunterschalten und 6 bis 8 Minuten köcheln lassen, bis das Gemüse gerade eben zart wird.
4. Die Spinatblätter erst im letzten Moment unterrühren. Als Beilage gibt es frisch gekochten Naturreis.

# 28. Tag

## FRÜHSTÜCK

- ▶ 1 Tasse warmes Wasser
- ▶ 1 Tasse Brennnesseltee
- ▶ Danach gibt es Früchtekompott.

### Früchtekompott

1 Apfel, entkernt

1 Birne, entkernt

2 Pfirsiche, entsteint

2 Aprikosen, entsteint

Alle Früchte hacken und vor dem Servieren in einem Topf mit 100 ml gepresstem Apfelsaft erwärmen.

## ZWEITES FRÜHSTÜCK

- ▶ Zwei geriebene Möhren und eine geriebene Rote Bete mit einer Hand voll Alfalfasprossen und einem Spritzer Zitronensaft.

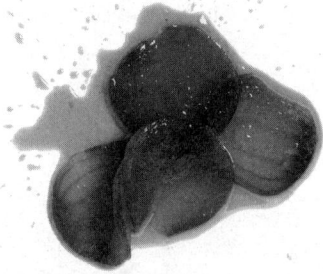

▶ Kalte Fenchelsuppe mit Avocado und Gurke, anschließend Brokkolisalat mit Pinienkernen.

## Kalte Fenchelsuppe mit Avocado und Gurke

**2 PORTIONEN**

1 TL Olivenöl

2 Fenchelknollen, gehackt, ohne Herz

½ Daikon (oder Rettich), geschält und gehackt

1 Lorbeerblatt

1 TL Koriandersamen

250 ml Gemüsebrühe

½ Gurke, fein gewürfelt

1 Avocado, fein gewürfelt

Saft von ½ Zitrone

1. Das Öl in einer beschichteten Pfanne erhitzen. Etwas Wasser hinzufügen und den Fenchel darin 2 Minuten anschwitzen.

2. Daikon, Lorbeerblatt, Koriander und Gemüsebrühe hinzufügen und 20 bis 25 Minuten köcheln lassen, bis der Fenchel zart ist.

3. Die Mischung durch eine Flotte Lotte oder ein grobes Sieb streichen. Abkühlen lassen.

4. Gurke mit Avocado und Zitronensaft mischen. Unter die Suppe ziehen und bis zum Servieren kalt stellen.

## Brokkolisalat mit Pinienkernen

**2 PORTIONEN**    1 Kopf Brokkoli, in Röschen

½ rote Zwiebel, geschält und gewürfelt

10 Kirschtomaten, halbiert

2 EL Basilikum, gehackt

2 EL Pinienkerne, leicht geröstet

1 EL Tamarinde

Saft von ½ Zitrone

1. Einen Topf Wasser zum Kochen bringen und den Brokkoli 1 Minute blanchieren.
2. Durch ein Sieb abgießen und unter kaltes Wasser halten. Abtropfen lassen. Auf diese Weise behält der Brokkoli seine Farbe und seine Nährstoffe.
3. Brokkoli mit Zwiebel, Tomaten und Basilikum in eine Salatschüssel geben.
4. Pinienkerne mit Tamarinde und Zitronensaft mischen und über den Salat löffeln.

**ZUR KAFFEEZEIT**

▶ Gurken- und Möhrenstreifen mit Hummus, mit Dill bestreut.

## ABENDESSEN

▶ Bohnenröllchen mit Zwiebelsoße und frisch gekochtem Gemüse

## Bohnenröllchen mit Zwiebelsoße

**3 BIS 4 PORTIONEN**
100 g geschälte, gemischte Nüsse (Paranüsse, Haselnüsse, Mandeln, Walnüsse, Pecannüsse), grob gehackt
1 Zwiebel, geschält und grob gehackt
1 Knoblauchzehe, geschält und halbiert
300 g rote Kidneybohnen aus der Dose, abgetropft und kalt abgespült
2 EL frische Petersilie, grob gehackt
1 TL Gemüsebrühe aus Bioanbau
1 TL Olivenöl, extra vergine

*Für die Zwiebelsoße:*
1 TL Olivenöl, extra vergine
50 g Zwiebel, geschält, in feinen Ringen
175 ml frisch gekochtes Wasser
2 TL weizenfreie Tamarisoße (Bio)
1½ bis 2 TL Pfeilwurzelmehl, in 2 bis 3 TL kaltem Wasser angerührt

1. Ofen auf 200 °C (Gas Stufe 6) vorheizen. Ein Backblech mit Backpapier auslegen.
2. Nüsse in der Küchenmaschine sehr fein hacken.
3. Zwiebel, Knoblauch, Kidneybohnen, Petersilie und Gemüse-

**239**

brühe hinzufügen und zerkleinern, bis sich eine teigartige Masse gebildet hat. Eventuell müssen Sie die Zutaten zwischendurch ein- oder zweimal mit einem Teigschaber herunterschieben, bis die richtige Konsistenz erreicht ist.

4. Aus der Mischung mit sauberen Händen acht Kugeln formen und diese zu etwa 9 cm langen »Würsten« ausrollen. Auf das Backblech legen.

5. Die Röllchen rundherum mit ein wenig Öl bepinseln und 10 Minuten backen. Das Backblech vorsichtig aus dem Ofen nehmen und die Röllchen wenden. Weitere 5 bis 7 Minuten garen, bis die Röllchen leicht gebräunt und gut durcherhitzt sind.

6. Während die Röllchen garen, die Soße zubereiten. Öl und Zwiebel mit 1 EL kaltem Wasser in einem kleinen Topf bei schwacher Hitze etwa 5 Minuten dünsten, bis die Zwiebel weich und ganz leicht gebräunt ist. Regelmäßig umrühren.

7. Das frisch gekochte Wasser und Tamarisoße hinzufügen und aufkochen. Angerührte Pfeilwurzel unterrühren (wenn Sie weniger nehmen, wird die Soße dünner) und 1 Minute unter ständigem Rühren kochen, bis die Soße andickt und glänzt.

8. Die Röllchen mit der Soße und reichlich frisch gekochtem Gemüse anrichten.

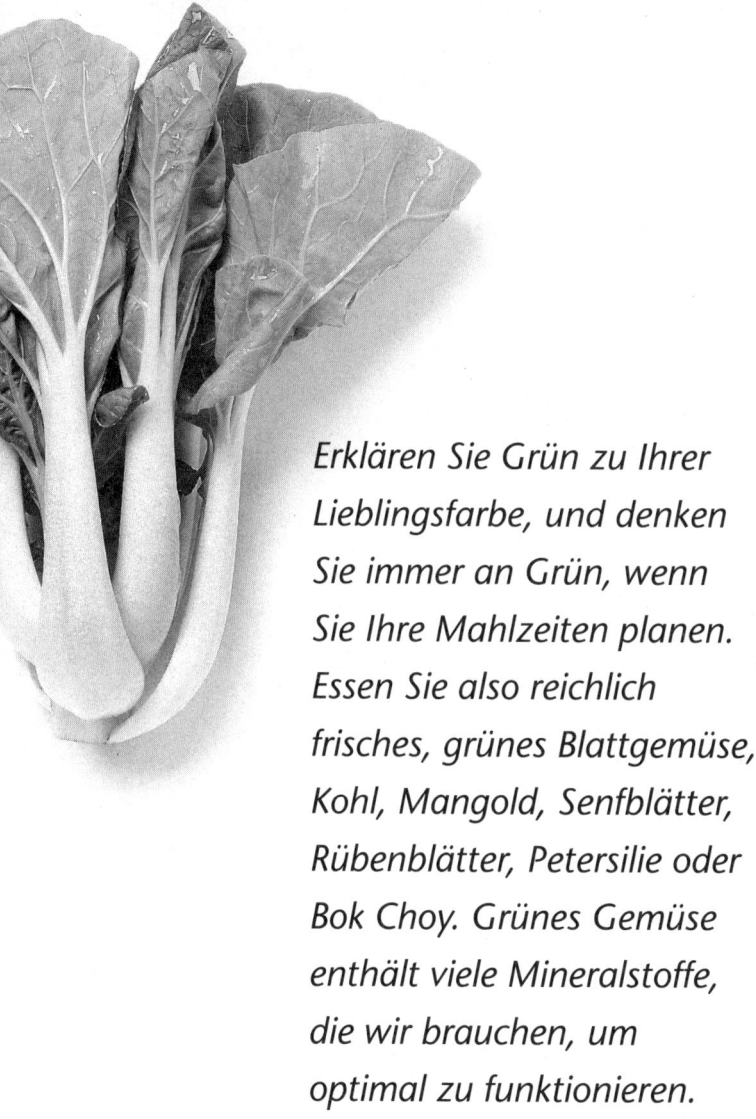

Erklären Sie Grün zu Ihrer Lieblingsfarbe, und denken Sie immer an Grün, wenn Sie Ihre Mahlzeiten planen. Essen Sie also reichlich frisches, grünes Blattgemüse, Kohl, Mangold, Senfblätter, Rübenblätter, Petersilie oder Bok Choy. Grünes Gemüse enthält viele Mineralstoffe, die wir brauchen, um optimal zu funktionieren.

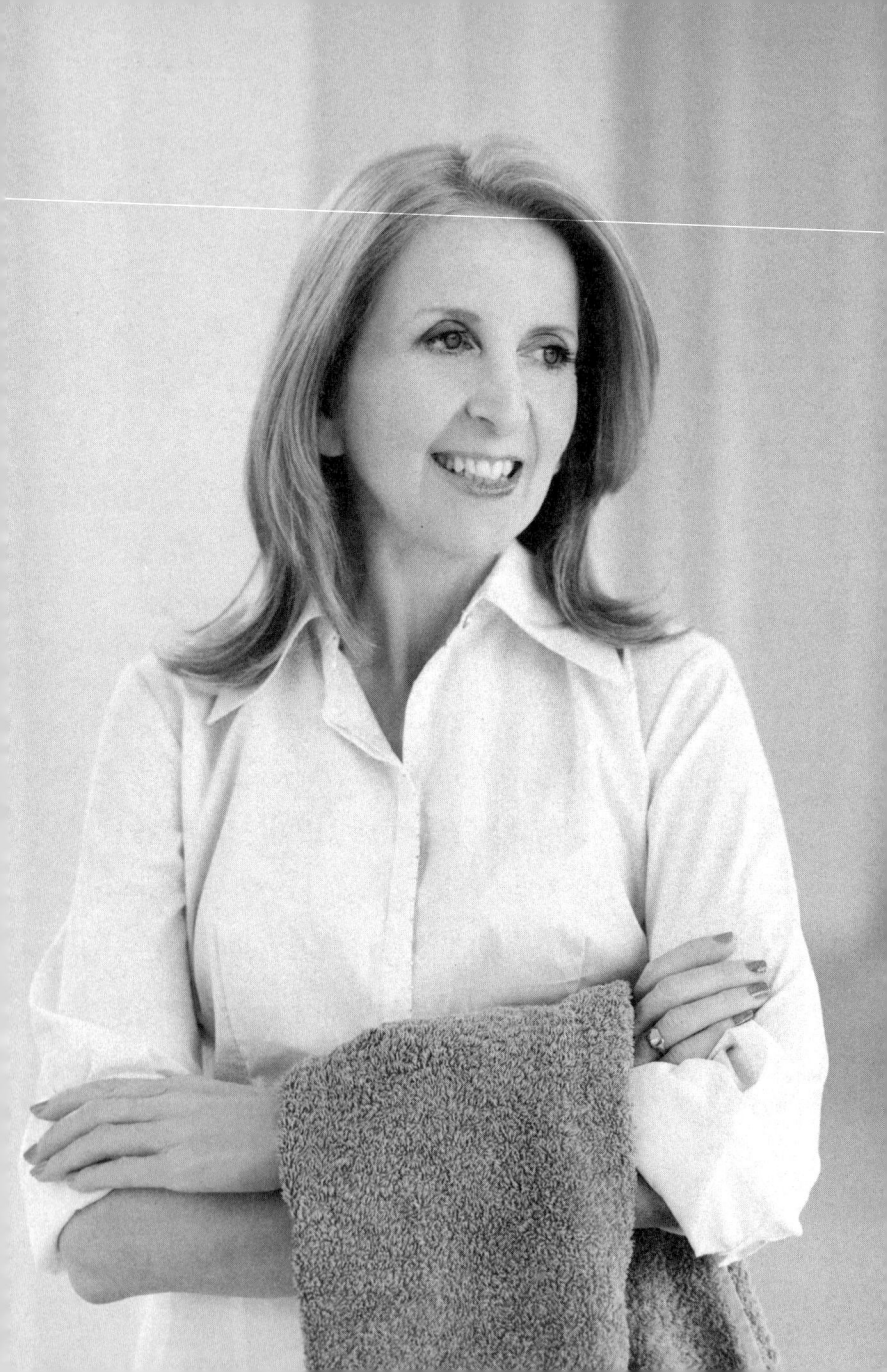

# Entgiften mit Dr. Gillian

Von Entgiften und Entschlacken ist oft die Rede. Aus meiner Sicht ist die Umstellung auf eine gesunde Lebensweise wichtiger als gelegentliches, abruptes Entgiften. Wenn Sie meinen Plan befolgt haben und auf dem richtigen Weg sind, kann eine innere Reinigung alle paar Monate jedoch sehr gut tun.

In diesem Kapitel stelle ich Ihnen eine wirklich einfache zweitägige Entschlackungskur vor, die Sie ausprobieren können, wann immer Ihnen danach ist.

*Eine*

*Entgiftungskur*

*ist kein Ersatz für*

*gesunde Ernährung.*

Eine gute Freundin von mir lebt in New York und ist ein großer Entgiftungsfan. Barbara hat häufig Gewichtsprobleme und liebt Hartkäse – morgens, mittags und abends. Manchmal isst sie zu einer einzigen Mahlzeit ein richtig großes Stück. Sie hat mir auch gestanden, dass sie mit Begeisterung Kuchen, Eis und alles, was halbwegs chipsartig ist, verzehrt, solange keiner zusieht. Sie lebt gern in New York, denn sie sagt, das sei der einzige Ort, wo sie rund um die Uhr etwas zu essen bestellen oder sich früh um vier einen großen Eisbecher besorgen und in sich hineinschlingen kann.

Wenn ich Barbara auf ihre Ernährungsweise anspreche, beruhigt sie mich. Sie sagt, sie sei sogar äußerst gesundheitsbewusst, weil sie regelmäßig in einem Zentrum in Kalifornien entgiftet. Während dieser Kurzkuren isst sie ausschließlich Bohnenkeimlinge und trinkt literweise Gurkensaft. Inzwischen weiß ich jedoch, dass sie auch dort gern mogelt. Als ich sie das letzte Mal in Kalifornien anrufen wollte, war sie gerade spurlos verschwunden. Schließlich stellte sich heraus, dass sie auf der Suche nach Kirschkuchen gewesen war und tags darauf um einen Einlauf bitten musste.

Barbara lebt in dem Irrglauben, dass sie ihren Körper zu Hause Tag für Tag vernachlässigen kann, solange sie diese schlechte Behandlung alle paar Monate mit einer intensiven Entgiftungskur ausgleicht. Doch so geht das nicht. Entschlacken tut gut, aber nicht auf Kosten einer ausgewogenen Ernährung im Alltag. Ergänzend zu einer gesunden Lebensweise ist Entgiften jedoch eine ausgezeichnete Methode, den Körper zu reinigen und neu aufzuladen.

# Warum überhaupt entgiften?

Der Körper entgiftet sich täglich auf natürliche Weise. Doch je nachdem, wie man sich ernährt, wie und wo man lebt und wie gut der Körper funktioniert, braucht diese natürliche Selbstreinigung häufig etwas Unterstützung.

Der Dickdarm ist die Kanalisation unseres Körpers. Wenn dieses System nicht mehr gründlich durchgespült wird, sammeln sich im Dickdarm Toxine an, die einen Nährboden für unerwünschte Bakterien bilden. Mit der Zeit gehen diese Toxine über die Blutgefäße in der Darmwand ins Blut über und beeinträchtigen dann alle Körperfunktionen. Auf längere Sicht lagern sich so Giftstoffe in vielen Organen ab und führen zu Müdigkeit, Verdauungsstörungen, Gewichtszunahme und vielerlei Haut-, Haar- und Gesundheitsproblemen.

## Empfehlenswert zum Entgiften

| | | |
|---|---|---|
| Artischocken | Grapefruit | Mungbohnen |
| Blumenkohl | Grünes Blatt- | Obstsalat |
| Brennnesseltee | gemüse | Papaya |
| Brokkoli | Hanfsamen (unge- | Radieschen |
| Chicoree | röstet, geschält) | Rohkost |
| Daikon (Rettich) | Knoblauch | Spargel |
| Estragon | Kurkuma | Warmes Wasser |
| Fenchel | Leinsamen | Wassermelone |
| Früchtesmoothies | Liebstöckel | Weißkohl (roh) |
| Gemüsesäfte | Löwenzahntee | Zitrone |

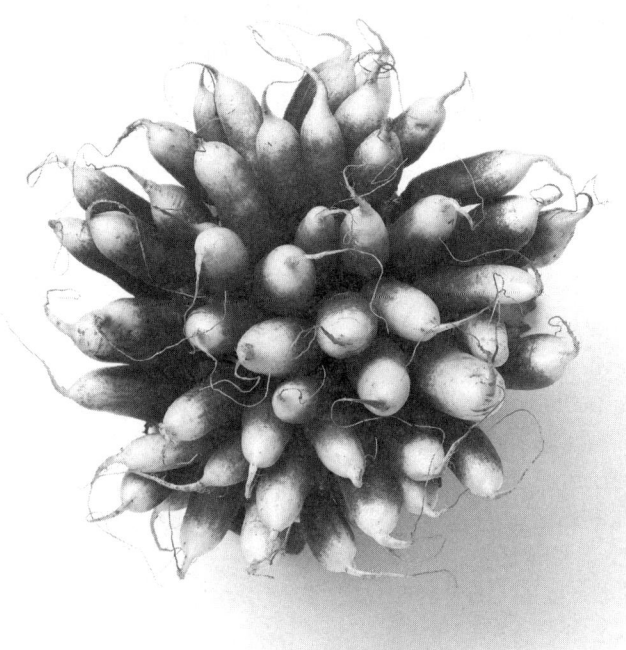

*Ergänzend zu einer gesunden Lebensweise ist Entgiften eine ausgezeichnete Methode, den Körper zu reinigen und neu aufzuladen.*

# Vorbereitung

Der beste Zeitpunkt für eine zweitägige Entgiftungskur ist für gewöhnlich das Wochenende. Aber diese Regel ist kein ehernes Gesetz. Dennoch sollten Sie dafür sorgen, dass Sie wirklich zwei aufeinanderfolgende Tage durchhalten können.

## Das brauchen Sie

1. Nahrungsmittel und Tees zum Durchputzen
2. Entsafter oder einen Laden um die Ecke, der für Sie entsaften kann.
3. Mixer
4. Hautbürste
5. Zwei Kerzen
6. Essenzielle Öle: Myrrhe und Weihrauch
7. Notizblock
8. Reichlich stilles Wasser in Flaschen, falls Sie keinen Wasserfilter besitzen (trinken Sie während der Entgiftung pro Tag rund zwei Liter Wasser).
9. Leinsamen
10. Hanföl oder Olivenöl extra vergine
11. Thermosflasche für heißes Wasser
12. Gute Musik zum Abtanzen und Loslassen
13. Frische Pfefferminze
14. Eine Tasse Rizinusöl
15. Baumwolllaken
16. Acidophilus in Pulverform

## Früh schlafen gehen, früh aufstehen

Ich möchte, dass Sie bereits eine Woche vor und während der Entgiftung früh zu Bett gehen, also spätestens um halb elf. Schlaf ist ein entscheidender Bestandteil dieser Kurzkur.

## Tief durchatmen

Am Vortag und an den beiden Tagen der Entgiftung setzen Sie sich nach dem Aufwachen auf einen ungepolsterten Stuhl und stellen beide Füße barfuß fest auf den Boden.

▶ Sie spüren, wie beide Fußsohlen den Boden berühren.

▶ Halten Sie eine Hand direkt unter dem Bauchnabel über den Bauch.

▶ Legen Sie die flache Hand auf diesen Bereich.

▶ Schließen Sie die Augen. Entspannen Sie sich.

▶ Atmen Sie tief durch, und sagen Sie beim Ausatmen: *»Ich bin gesund. Ich esse jeden Tag etwas Gutes.«*

▶ Wiederholen Sie diese Affirmation zehnmal.

## Baden

Nehmen Sie während Ihres Entgiftungswochenendes nur kurze Bäder. Wenn Ihnen nach einem heißen Bad zumute ist, sollte das höchstens 20 Minuten dauern.

Am Abend vor dem Entgiften weichen Sie zwei Esslöffel Leinsamen aus Bioanbau in einer großen Schale mit heißem Wasser ein.

Bleiben Sie während der Entgiftung zu Hause oder in der Nähe Ihres Hauses.

# 1. Entgiftungstag

## BEIM AUFWACHEN

**Tief durchatmen**
Übung, siehe Seite 249.

### Eine Tasse warmes Wasser mit Limette und Zitrone

Mit einer Tasse warmen Wassers reinigt man sich schon bei Tagesanbruch. Noch effektiver ist es, wenn Sie ein paar Spritzer Zitronen- und Limettensaft hinzufügen.

Lassen Sie sich beim Trinken Zeit. Sie brauchen sich nicht zu beeilen.

### Eine kleine Tasse Löwenzahntee

### Leinsamenwasser

Gießen Sie die eingeweichten Leinsamen in ein Gefäß ab, und trinken Sie nur das Einweichwasser.

**Bewegung**
Zwanzig Minuten schnelles Gehen.

**Trockenbürsten**

Trockenbürsten kurbelt die Entgiftung an, weil es die Blutkörperchen und das Lymphgewebe stimuliert, zwei wichtige Wege der Entschlackung.

Bürsten Sie zunächst sanft die Fußsohlen, arbeiten Sie sich dann an den Beinen hoch. Anschließend kommen die Arme von unten nach oben, dann geht es auf dem Rücken wieder abwärts. Mit langen, gleitenden Bewegungen zum Herzen hin bürsten, um den Kreislauf anzuregen und Hautspannung und Hautbeschaffenheit zu verbessern. Bürsten Sie nur leicht. Rissige Hautstellen, Besenreiser oder Krampfadern lassen Sie aus.

Nach dem Bürsten dürfen Sie duschen.

**FRÜHSTÜCK**

**Großer Beerensalat**

> ½ kleine Schale Blaubeeren
>
> ½ kleine Schale Himbeeren
>
> ½ kleine Schale Erdbeeren
>
> Auf Wunsch auch mehr

Beeren sind sehr leberfreundlich, und die Ernährung der Leber ist der Schlüssel zur Entgiftung.

**Eine Tasse Löwenzahntee**

## ZWEITES FRÜHSTÜCK

Legen Sie Ihre Lieblingsmusik ein, und tanzen Sie einfach drauflos.

**Fruchtsaft**

½ Ananas oder mehr (einfach in den Entsafter geben und trinken)

**Bewegung**

Vor dem Mittagessen einen zügigen Spaziergang einlegen.

## MITTAGS

**Entgiftende Brühe**

Das Gemüse wird langsam gekocht. Sie trinken nur die Brühe. Bemühen Sie sich dennoch um Gemüse aus Bioanbau, das Sie nicht zu schälen brauchen.

> 6 Möhren, geputzt und in Scheiben
>
> 3 große, weiße Kartoffeln, geputzt und in Stücken
>
> 1 Daikon oder 4 Radieschen, in Stücken
>
> 2 Steckrüben, geputzt und in Stücken
>
> 1 Hand voll Petersilie
>
> 4 Stangen Sellerie, geputzt und in Stücken
>
> 1 Knoblauchzehe, geschält und gehackt
>
> 1 Kombu-Alge

1. 2,5 l Wasser in einen Topf füllen. Das Gemüse dazugeben und aufkochen.
2. Hitze herunterschalten, einen Deckel aufsetzen und bei sehr schwacher Hitzezufuhr 2 Stunden köcheln lassen.
3. Gemüse abgießen, Brühe auffangen. Trinken Sie ein Drittel der Brühe jetzt. Den Rest gibt es heute Abend und morgen.

## Entgiftender Sprossensalat

**1 PORTION**  100 g Mungbohnenkeimlinge (aus Bioanbau)
40 g Sellerie, fein geraspelt
40 g Chinakohl, geraspelt
1 Spritzer Zitronensaft
6 Blätter Chicoree

1. Keimlinge, Sellerie und Kohl in eine Schüssel geben und gut vermengen. Mit Zitronensaft beträufeln.
2. Chicoreeblätter auf einen Teller legen. Den gemischten Salat daraufgeben und servieren.

## ZUR KAFFEEZEIT

Legen Sie Ihre Lieblingsmusik ein und tanzen Sie hemmungslos dazu.

### Gemüsesaft

> 6 Möhren, geputzt
> 1 Gurke, in Stücken
> 2 Stangen Sellerie, geputzt
> ½ Zwiebel, geschält
> 1 Hand voll Kohlblätter

Alle Zutaten entsaften. Den Saft langsam trinken.

### Eine Tasse Brennnesseltee

## SPÄTNACHMITTAG

### Gemüsesaft

> 1 Fenchel, geputzt
> 1 ganze Gurke, in Stücken
> 2 Stangen Sellerie, geputzt
> (Wenn Sie jetzt frösteln und Wärme brauchen,
> fügen Sie ein Stückchen Ingwer hinzu.)

Alle Zutaten entsaften. Den Saft langsam trinken.

## Bewegung
Vor dem Abendessen einen raschen Spaziergang machen.


## ABENDESSEN

Essen Sie früh, also schon gegen sechs Uhr abends.

### Entgiftende Brühe
Siehe Seite 252, Mittag.

### Frischer Pfefferminztee
Lassen Sie eine große Hand voll frischer Pfefferminzblätter ein paar Minuten in kochendem Wasser ziehen, und trinken Sie den Tee.

### Mandelmus mit Keimlingen

2 PORTIONEN

2 EL frisches Basilikum, zerrupft

1 EL Koriander, gehackt

200 g ganze Mandeln, eingeweicht

75 g Pinienkerne

2 EL Zitronensaft

1 Knoblauchzehe, geschält

1. Alle Zutaten im Mixer oder in der Küchenmaschine gut zerkleinern und vermusen.
2. In einer kleinen Schüssel kalt stellen.
3. Mit gemischten Keimlingen servieren.

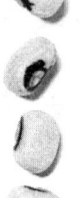

## Trockenbürsten und ein kurzes Bad

### Rizinusöl-Packung

Mit einer Rizinusöl-Packung lässt sich die Leber ankurbeln. Auch die Ausscheidungsorgane öffnen und entspannen sich. Zusätzlich kann die Packung das Lymphsystem stimulieren, die Durchblutung verbessern und die allgemeine Ausscheidung von Toxinen anregen.

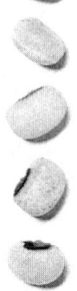

Sie brauchen dafür ein Stück Baumwollstoff, das vierlagig von den Hüften bis zur Brust den ganzen Bauch bedeckt. Dazu können Sie zum Beispiel ein altes Bettlaken zerreißen. Falten Sie das Tuch so, dass sich vier Lagen ergeben, und gießen Sie reichlich Rizinusöl (etwa eine Tasse voll) auf die oberste Lage. Anschließend legen Sie sich hin und legen die Packung mit der Ölschicht nach unten auf Ihren Bauch. Das Öl kommt also direkt auf die Haut. Decken Sie sich mit einem Handtuch oder mit Plastikfolie ab, damit das Öl nicht ins Bett oder auf die Kleidung gelangt.

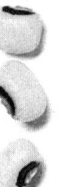

Nun legen Sie eine Wärmflasche auf Leber und Bauchraum, die mindestens eine Stunde liegen bleiben soll. Wenn die Wärmflasche kalt wird, füllen Sie heißes Wasser nach. Sie brauchen jetzt viel Wärme, damit die Packung optimal wirkt.

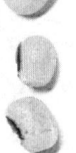

*Nicht während der Menstruation sowie während Schwangerschaft und Stillzeit durchführen!*

**Meditation bei Kerzenschein**

Stellen Sie eine weiße Kerze etwa zwei Hand breit vor sich auf. Sie sollten die Kerze ansehen können, ohne zusammenzusacken oder sich unbequem zu fühlen. Diese Meditation ist oft am einfachsten, wenn man dabei am Tisch sitzt.

Die Kerze anzünden. Schließen Sie die Augen, und konzentrieren Sie sich auf Ihren Körper und Ihr Zentrum. Erden Sie sich, indem Sie den Boden, den Stuhl oder eben das wahrnehmen, worauf Sie sitzen.

Augen aufschlagen und aufmerksam die Flamme betrachten. Nehmen Sie alles wahr – die Farben, die Bewegung und das stille Innere der Flamme.

Wenn Gedanken kommen, lassen Sie diese einfach ziehen, ohne darüber nachzudenken. Lenken Sie Ihre Aufmerksamkeit wieder auf die Kerze. Bleiben Sie zehn Minuten dabei.

Die Kerze ist ein Symbol für das Verbrennen negativer Energien, die Sie vielleicht angezogen oder selbst erschaffen haben.

## Vorbereitung auf Tag 2

Zwei Esslöffel Leinsamen aus Bioanbau in einer großen Schale Wasser einweichen.

Zur Motivation und Inspiration sollten Sie sich während der Entgiftungskur immer wieder daran erinnern, warum Sie dieses Programm angegangen sind. Es ist eine gute Gelegenheit, Giftstoffe auszuspülen und sich bewusst dem eigenen Körper, den Drüsen, Organen und Zellen sowie der eigenen Gesundheit zuzuwenden.

## Vor dem Schlafengehen

Trinken Sie eine Stunde vor dem Schlafengehen noch eine Tasse warmes Wasser. Direkt vor dem Einschlafen nehmen Sie Ihren Notizblock zur Hand und schreiben auf, was Ihnen zu diesem Tag durch den Kopf geht. Wie geht es Ihnen? Welche Gefühle nehmen Sie wahr? Unterdrücken Sie nichts, sondern schreiben Sie einfach auf, was kommt.

Notizblock und Stift lassen Sie am Bett liegen. Wenn Sie heute Nacht etwas träumen, schreiben Sie es beim Erwachen gleich auf.

## 22 Uhr Schlafenszeit

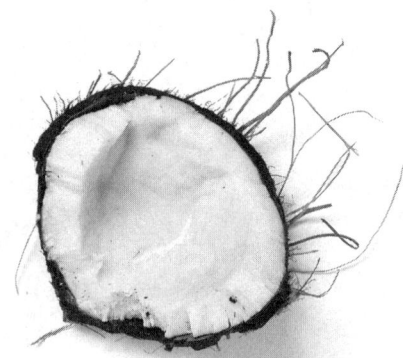

# 2. Entgiftungstag

Am zweiten Tag bekommen Sie jede Menge Saft. Ich möchte, dass Sie nicht nur ein oder zwei Gläser trinken, sondern alle möglichen Säfte, um den Darm, die Organe und die Zellen zu reinigen und frisch aufzufüllen. Es geht also nicht darum, Ihnen etwas wegzunehmen. Wenn Sie das Gefühl haben: »Ich will etwas zu essen. Ich habe Hunger«, dann trinken Sie bitte noch mehr Saft. Dadurch sollten Sie jeden aufkeimenden Hunger stillen können.

Ein Tag Saftfasten ist eine sehr wirkungsvolle Methode, Schleim zu lösen, eine Erkältung abzuwehren und die Organe – besonders Nieren, Leber und Darm – zu reinigen. Gleichzeitig führen Sie Ihrem Körper bei minimaler Belastung des Verdauungstrakts Nährstoffe und lebendige Enzyme zu.

Wenn Sie jedoch vor lauter Hunger unzufrieden werden, können Sie ruhig Gemüse oder Naturreis zu sich nehmen. Es schadet nichts, wenn Sie den Tag beim ersten Mal nur so überstehen.

Bis zum späten Vormittag (gegen elf Uhr) dürfen Sie einen Fruchtsmoothie und einen Fruchtsaft zu sich nehmen. Da-

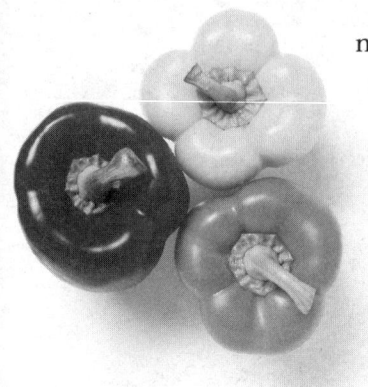

nach gibt es Gemüsesäfte. Vielleicht besorgen Sie sich auch gefriergetrocknete Acidophilus-Kulturen und trinken diese gegen Ende des Tages in Wasser aufgelöst. Sie unterstützen die Bildung einer gesunden Darmflora.

### Anmerkung zum Thema Saft

Bei den Gemüsesäften haben Sie die freie Auswahl. Wenn Ihnen der eine oder andere nicht mundet, fügen Sie einfach etwas Möhren- oder Apfelsaft dazu. Möhren schmecken von Natur aus etwas süßlich und mildern deshalb den Geschmack von Gemüsesorten mit mehr Säure. Auch Sellerie- und Gurkensaft schmecken eher neutral.

Ich habe für den zweiten Tag feste Zeiten angegeben. Versuchen Sie, sich daran zu halten. Sie werden feststellen, dass Sie viel mit Entsaften beschäftigt sind.

### *7 Uhr*

### AUFWACHEN

**Tief durchatmen**
Siehe Übung Seite 249.

**1 Tasse warmes Wasser mit einem Spritzer Zitrone**

**½ Tasse Brennnesseltee mit ½ Tasse Slippery-Elm-Tee mischen**

**Bewegung**
20 Minuten zügig gehen.

*8 Uhr*

FRÜHSTÜCK

**Leinsamenwasser**
Gießen Sie die eingeweichten Leinsamen vom Vorabend ab, und trinken Sie nur das Wasser.

**Fruchtsmoothie**

> 4 Pfirsiche, entsteint und halbiert
> 2 Birnen, entkernt und in Stücken
> 6 Aprikosen, entsteint und halbiert
> *oder* eine schöne, große Scheibe
> Wassermelone, wenn es gerade welche gibt.

Alle Zutaten pürieren.

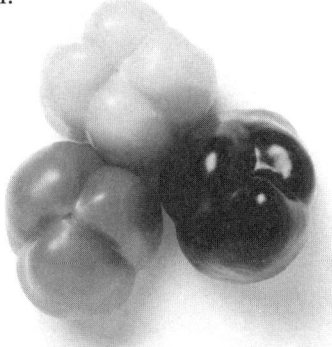

**10:15 Uhr**

## ZWEITES FRÜHSTÜCK

### Gemüsesaft

> 1 Hand voll Alfalfasprossen
> 4 Stangen Sellerie, geputzt
> 1 Gurke
> 3 Röschen Brokkoli
> 1 Knoblauchzehe, geschält

Alle Zutaten entsaften. Den Saft langsam trinken.

**11:15 Uhr**
Löwenzahntee

**11:30 Uhr**
20 Minuten zügig spazieren
gehen.

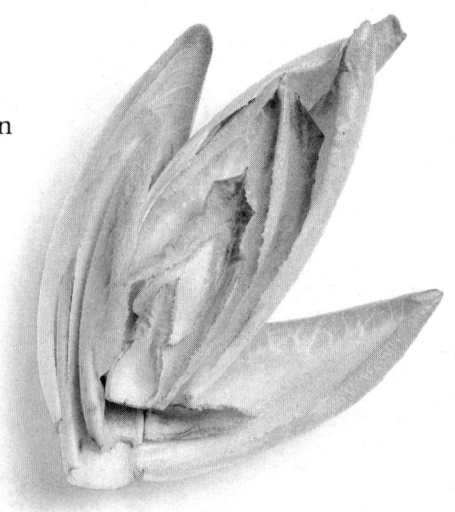

## MITTAG

**Entgiftungssaft**

> 1 Apfel, entkernt und in Stücken
> 6 Möhren, geputzt
> 1 Stange Sellerie, geputzt
> 1 reife Avocado, entsteint
> 8 Blätter Basilikum
> 1 Spritzer Zitronensaft

**1.** Apfel, Möhren und Sellerie entsaften.
**2.** Den Saft mit Avocado und Basilikum im Mixer pürieren.
**3.** Etwas Zitronensaft hinzufügen und servieren.

*14:15 Uhr*
**Vitaltrunk**

> 6 Tomaten, ohne Strunk
> 6 Möhren, geputzt
> 6 Stangen Sellerie, geputzt
> 1 rote Paprika, entkernt und in Stücken
> ½ Rote Bete, in Stücken
> 1 Gurke
> ¼ Zwiebel, geschält
> ¼ Weißkohl
> 6 grüne Bohnen

Alle Zutaten entsaften. Den Saft langsam trinken.

## 16 Uhr

**ZUR KAFFEEZEIT**

### Gemüsesaft

Wie am 1. Entgiftungstag.

## 17 Uhr

20 Minuten zügig spazieren gehen.

## 18 Uhr

**ABENDESSEN**

### Entgiftungsbrühe

Wie am 1. Entgiftungstag.

### Keimlingsalat zum Entgiften

1 PORTION  125 g Gurke, in dünnen Scheiben
50 g Bohnenkeimlinge
30 g Brunnenkresseblätter oder junger Spinat, geputzt
Saft von ½ Zitrone
2 EL frische Minze, gehackt

1. Gurkenscheiben, Keimlinge, Kresse und Zitronensaft in eine Schüssel geben.
2. Minzblättchen darüberstreuen und sofort servieren.

### *20:30 Uhr*
### Entgiftungsbad

Geben Sie ein paar Tropfen Myrrhen- und Weihrauchöl in die Badewanne. Nicht zu lange oder zu heiß baden. 20 Minuten sind völlig ausreichend. Zünden Sie im Badezimmer ein paar Kerzen an, damit Sie ganz entspannen können.

Morgenstund hat Gold im Mund! Gehen Sie früh schlafen, damit Sie morgens perfekt ausgeruht wieder starten können. Nehmen Sie eine heiße Wärmflasche mit ins Bett, die Sie oberhalb des Gesäßes in den Bereich der Lendenwirbelsäule legen. So wärmen Sie die Nieren gut durch und können noch besser entspannen. Etwa eine Stunde vor dem Schlafengehen sollten Sie eine Tasse warmes Wasser zu sich nehmen.

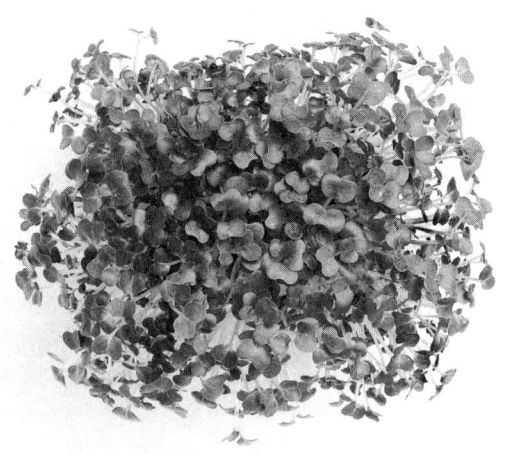

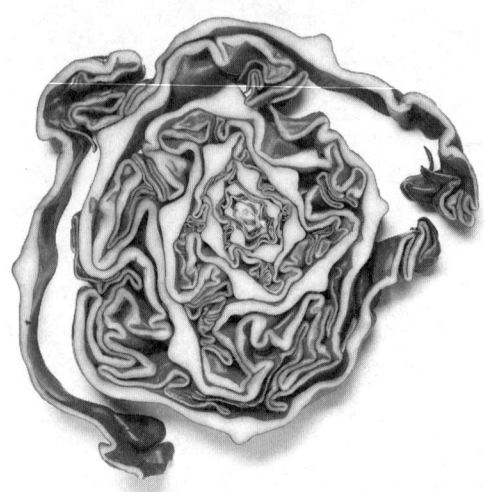

# 24-Stunden-Entschlackungspulver
**(freiwillig für noch tiefere Reinigung)**

Nachdem ich jahrelang mit Menschen gearbeitet habe, die mit Vergiftungs- und Gewichtsproblemen kämpfen, habe ich ein eigenes Rezept für die Entgiftung von Leber, Gallenblase und Dickdarm entwickelt. Dieses Pulver aus Kürbiskernen, Papaya, Zitronenmelisse, Magnesium und Haferflocken wirkt wahre Wunder. Meine Klienten schwören darauf, denn man wird davon wirklich optimal durchgeputzt. Sie nennen es einen »Einlauf von oben.« Allerdings muss man dazu 24 Stunden zu Hause bleiben.

# Brauchen Sie eine Nebennierenreinigung?

Leiden Sie an einem der folgenden Probleme?

- ▶ Übergewicht
- ▶ Bierbauch
- ▶ altersbedingte Gewichtszunahme
- ▶ Energieabfall am Nachmittag
- ▶ morgens nicht aus dem Bett kommen
- ▶ Dauerstress

Eine schlechte Nebennierenfunktion kann die Gewichtsabnahme erschweren. Dann ist es wichtig, dieses Organ zu reinigen. Ich empfehle in erster Linie, nach der Entgiftung zwei Monate lang zweimal täglich 15 Tropfen Astragalus-Essenz und einmal täglich 50 g Vitamin-B-Komplex einzunehmen. Danach folgen einen Monat lang täglich 15 Tropfen flüssiger Sibirischer Ginseng.

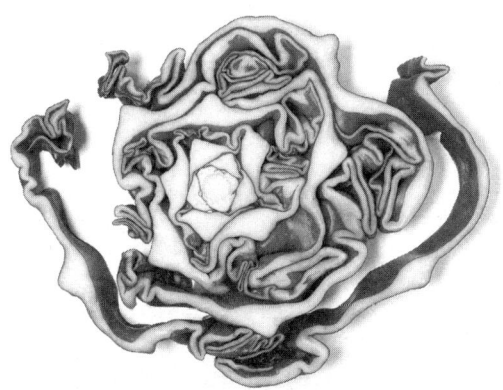

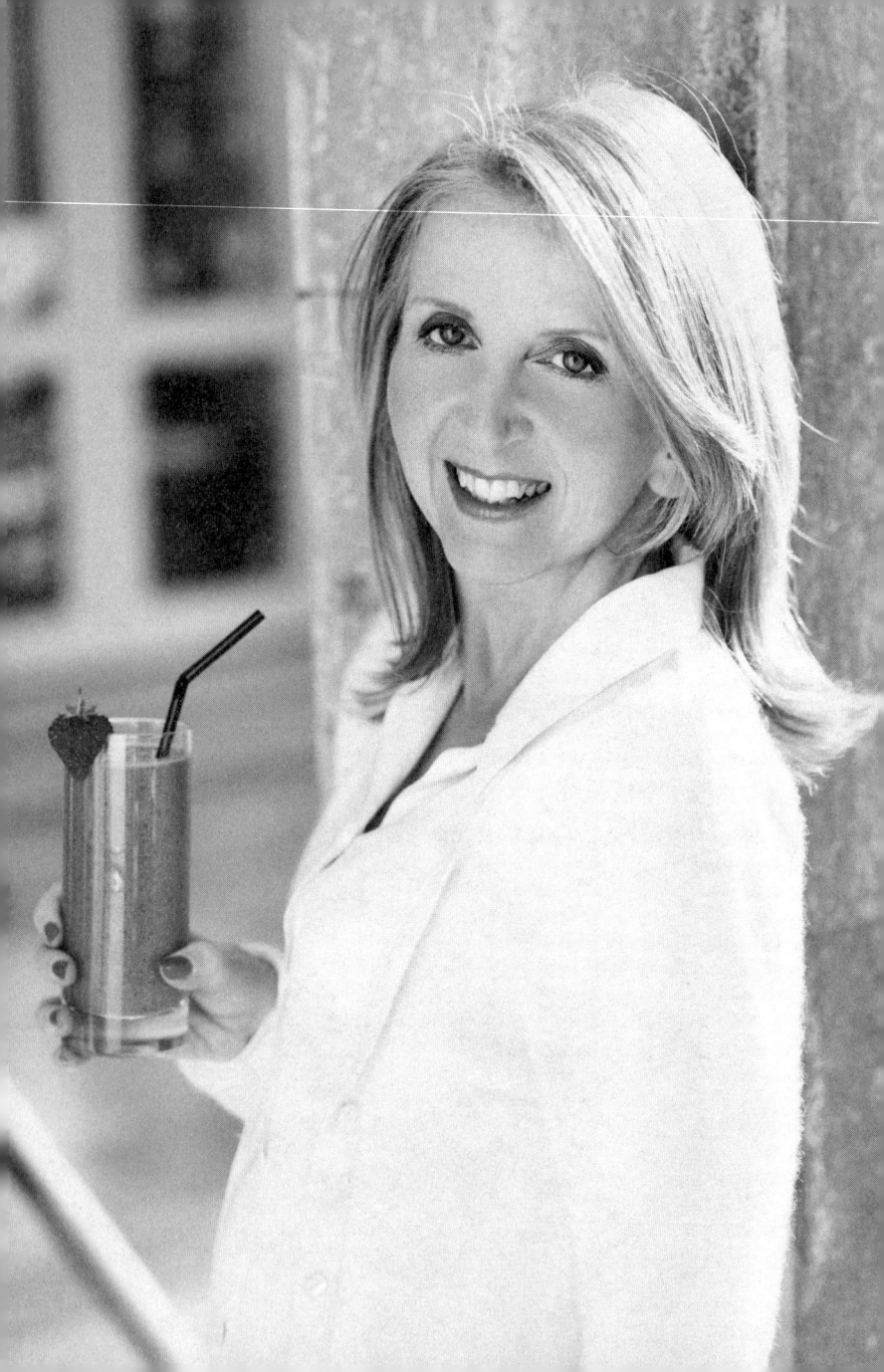

# *Für immer schlank*

# Selbsteinschätzung

Zu Beginn dieses Buches habe ich Sie gebeten, sieben Tage lang alles aufzuschreiben, was Sie essen und trinken. Sie haben eine Woche lang alle Verpackungen gesammelt und die Zutaten analysiert. Sie haben sich Ziele gesteckt, Ausreden über Bord geworfen, alles Ungesunde aus der Küche verbannt und den Schalter zur gesunden Ernährung umgelegt. So habe ich Sie auf den richtigen Weg gebracht und Sie auf die Reise geschickt.

Im Leben ist es wichtig, sich hin und wieder eine Auszeit zur Selbstbesinnung zu nehmen. Es ist sehr hilfreich, sich gelegentlich die eigenen Fortschritte vor Augen zu führen. Dieser Besinnungsprozess unterstützt Motivation, Inspiration, Mut und Hoffnung und ist zugleich unser Sprungbrett zur nächsten Stufe. Ein solcher Zeitpunkt ist jetzt gekommen. Überprüfen Sie deshalb, was Sie seit Beginn des Programms erreicht haben.

Danach entwickeln Sie anhand der Vorgaben meines Plans einen eigenen Wochenplan. Und während Sie diesen eigenen Plan befolgen, schreiben Sie wieder alles auf, was Sie essen und trinken.

Nach einer Woche vergleichen Sie dieses neue Ernährungstagebuch mit Ihrem alten. Ich weiß, dass Sie erstaunliche Unterschiede bemerken werden.

Anschließend sollten Sie die nachfolgenden Fragen zur Selbsteinschätzung beantworten.

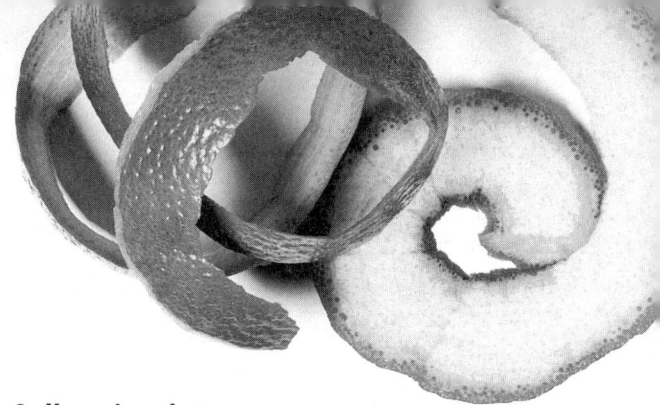

## Fragen zur Selbsteinschätzung

1. Wie hoch ist der prozentuale Anteil an frischen Nahrungsmitteln und Gemüse in Ihrer Ernährung jetzt im Vergleich zu früher?

2. Essen Sie abwechslungsreicher? Essen Sie neue Nahrungsgruppen oder Nahrungsmittel wie Bohnen, Linsen, Vollkorn, Gemüse, Samen und Algen?

3. Wie viel Rohkost verzehren Sie im Vergleich zu früher?

4. Trinken Sie mehr Wasser?

5. Sind Ihre Zwischenmahlzeiten gesünder als zu Beginn?

6. Ist Ihr Verzehr an Rind- und Schweinefleisch, Weizen und Milchprodukten deutlich gesunken?

7. Essen Sie deutlich weniger oder gar keine ungesunden Lebensmittel wie Zucker, Süßigkeiten, Schokolade, Koffein, Alkohol und Speisesalz?

8. Wie geht es Ihnen? Sind Sie gesünder?

9. Schauen Sie in den Spiegel? Was hat sich an Ihrem Körper verändert?

**10.** Haben Sie jetzt mehr Energie?

**11.** Hat sich Ihre Verdauung verbessert?

**12.** Schlafen Sie gut?

**13.** Haben Sie mehr Zutrauen zu Ihren Kochkünsten?

**14.** Bewegen Sie sich regelmäßig?

**15.** Fühlen Sie sich glücklicher, schlanker und begehrenswerter?

**Wie würden Sie Ihre allgemeinen Forschritte einschätzen?**
Meine Fragen sollen Sie zum Nachdenken anregen. Es geht nicht um eine bestimmte Punktzahl. Ich möchte nur, dass Sie sich genau überlegen, wie es Ihnen jetzt geht.

► *Ausgezeichnete Fortschritte.* Sie machen Ihre Sache hervorragend.

► *Gute Fortschritte.* Weiter so!

► *Zufriedenstellende Fortschritte.* Könnte besser sein.

► *Keine Fortschritte.* Zurück an den Zeichenblock. Sie brauchen meinen SOS-Notfallplan (siehe Seite 298).

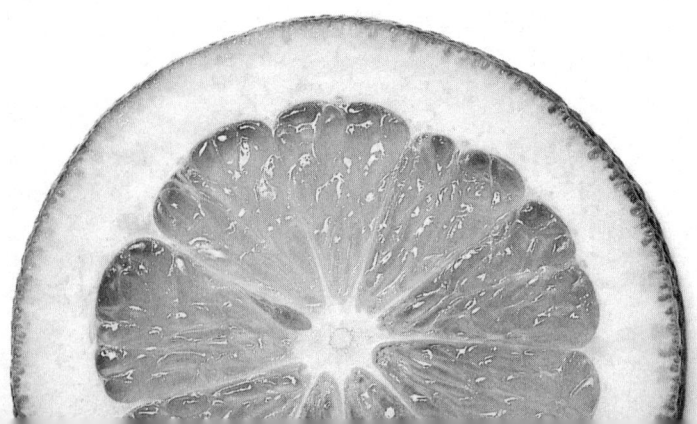

# Die 90-Prozent-Regel

Spaßbremse, Partykiller, Gesundheitsapostel oder Diätdiktatorin gehören zu den Titeln, die man mir verliehen hat. Ja, ich bin hartnäckig, und das wird sich nicht ändern. Ich möchte, dass Sie optimale Ergebnisse erzielen. Letztlich geht es nur darum, dass es Ihnen gut geht und Sie eine neue Dimension von Gesundheit erfahren. Ich möchte, dass Sie Ihr Wunschgewicht erreichen. Und ich weiß, was dazu erforderlich ist. Sie brauchen Entschlossenheit, Willenskraft, den richtigen Antrieb und die Bereitschaft, sich zu verändern.

Während des Programms habe ich die Richtung vorgegeben. Sobald Sie damit fertig sind, können Sie zunehmend eigene Wege gehen. Nach der achtwöchigen Umstellungsphase wasche ich Ihnen nicht den Kopf, wenn Sie die eine oder andere Ausnahme einschieben. Wenn Sie sich in meinem strengen Erziehungslager bewährt haben, bestehe ich nicht mehr auf hundertprozentigem Mitmachen. Jetzt reichen 90 Prozent.

Früher war ich gnädiger und habe ein Verhältnis von 80:20 durchgehen lassen, doch davon bin ich abgerückt. Zu meinem großen Bedauern musste ich feststellen, dass manche Leute sich dann genau ausrechnen, welche 20 Prozent ihrer Ernährung falsch sein dürfen. Deshalb habe ich den Prozentsatz auf 90:10 angehoben. Das lässt weniger Spielraum für Ausweichmanöver.

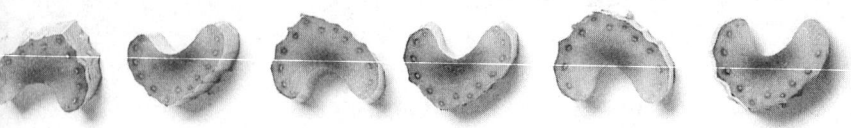

**Es geht nicht ums Rechnen**

Bitte verstehen Sie die Prozentangaben symbolisch. Die 90-Prozent-Regel hat nichts mit Zahlen zu tun. Natürlich möchte ich, dass Sie zu 100 Prozent gesund leben. Mir ist aber bewusst, dass das zu bestimmten Zeiten weder möglich noch erstrebenswert ist.

Wenn man am Samstagabend ausgeht und das Restaurant besonders gute Desserts anbietet und Sie gerade Appetit darauf haben – dann bestellen Sie einfach. Auch eine mit Sahne verfeinerte Suppe dürfen Sie getrost genießen. Vielleicht sind Sie lange unterwegs, müssen währenddessen etwas essen, aber an der Tankstelle gibt es nur gesalzene Nüsse, keine ungesalzenen – greifen Sie trotzdem zu. Ich möchte nicht, dass Sie denken: »Ach, das darf ich nicht.« Wenn Sie Hunger haben, sollten Sie das Beste nehmen, was gerade verfügbar ist. Das ist völlig okay, denn es liegt im Bereich der 90-Prozent-Regel. Schuldgefühle sind überflüssig, denn Ausnahmen sind – in begrenztem Umfang – erlaubt.

Allerdings sollte man sich nicht einreden, dass andersherum zehn Prozent der Speisen ungesund ausfallen sollen. Das wäre das Gegenteil von dem, was ich wünsche. Es wäre mir ein Graus, wenn Sie gezielt ungesunde Nahrung in Ih-

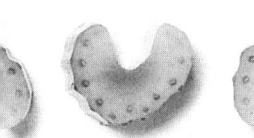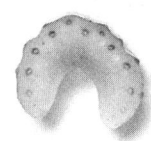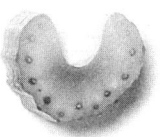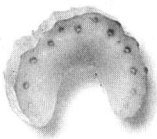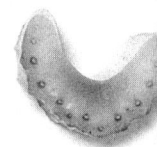

ren Speiseplan einbauen. Mein Ziel ist, dass Sie sich ständig nach besten Kräften um eine gesunde Lebensweise bemühen. Deshalb ist es sinnvoll, sich auf die 90 Prozent zu konzentrieren.

### Süßigkeiten können köstlich sein

Die meisten Menschen denken, dass Süßigkeiten grundsätzlich schlecht sind. Einerseits stimmt das natürlich. Industriell gefertigte Süßwaren enthalten sehr viel Zucker, Fett und Chemie. Wir sind von Kindesbeinen an darauf konditioniert, sie für lecker zu halten.

Manch einer befürchtet, dass es bei mir nie etwas richtig Leckeres gibt. Das stimmt nicht. Überprüfen Sie es in meinem Kochbuch (*Du bist, was du isst. Das Kochbuch.* Mosaik bei Goldmann). Es enthält ganze Kapitel zu gesunden, feinen Leckereien, Zwischenmahlzeiten und schnellen Happen.

Es ist notwendig, dass Sie bei dem Gedanken an Süßes umdenken. Als Kind haben Sie vielleicht Süßigkeiten von den Eltern, den Großeltern oder der Tante bekommen. So verknüpft das Gehirn bestimmte Geschmacksrichtungen mit Gefühlen wie Liebe, Geschenk und Glück. Daraus kann eine lebenslange Prägung entstehen, denn später haben wir ein

Verlangen nach solchen Süßigkeiten, wenn wir uns warm und geliebt fühlen möchten.

Besonders perfide ist, dass manches (wie beispielsweise Schokolade) Inhaltsstoffe enthält, die den Körper dazu bringen, Wohlfühl-Botenstoffe ans Gehirn zu senden. Deshalb tappt man so leicht in die Süßigkeitenfalle.

Wenn Sie glauben, dass Kuchen oder Schokolade bei Ihnen Glücks- oder Trostgefühle auslösen, dürfen Sie es sich jetzt endlich eingestehen. Inzwischen wissen Sie, dass alles, was reichlich ungesunde Fette und weißen Zucker enthält, ganz und gar nicht gut für Sie ist. Es ist an der Zeit, sich auf neue Genüsse umzustellen.

### Süßes, das einen nicht auf Stufe 1 zurückkatapultiert

Ich möchte Ihnen eine kleine Anekdote erzählen. Neulich saß ich im Zug zum Flughafen. Neben mir aß eine Frau gerade ein riesengroßes Schokoladencroissant mit einem Berg Schlagsahne darauf. Ohne mich zu bemerken, genoss sie sichtlich jeden Krümel. Kurz bevor sie fertig war, blickte sie zufällig zur Seite und sah mich an. Sie schaute weg, warf einen nervösen

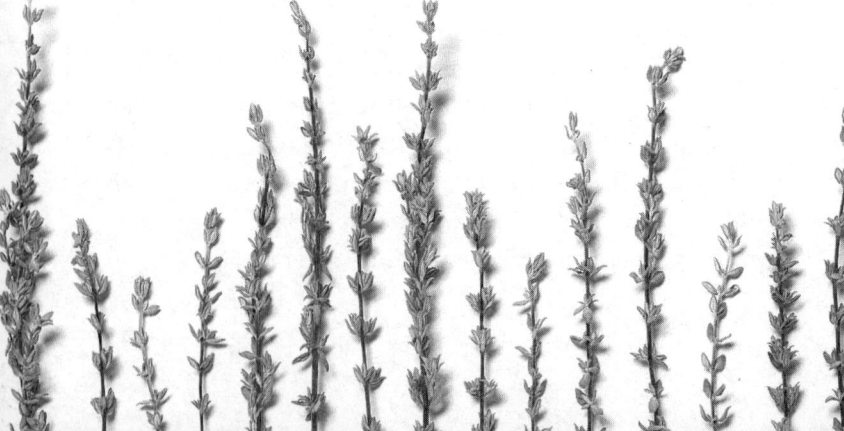

Blick auf ihr Essen und schlang dann schnell den Rest in sich hinein.

*Fahrgast:* Ach Gott, Sie sind das! Das ist ja unglaublich, dass Sie hier neben mir sitzen. Ich sehe immer Ihre Show.

*Gillian:* Und warum essen Sie dann diesen Müll?

*Fahrgast:* Das mache ich doch nicht immer.

*Gillian:* War das Ihr Frühstück?

*Fahrgast:* Ja. Aber manchmal kann man sich ja etwas Süßes gönnen.

Bei mir gibt es kein »Ja, aber.« Denn ich kann Ihnen viele Alternativen anbieten. Süßes muss nicht unbedingt viel Zucker, Schokolade, Weizen, Zusatzstoffe, Chemie und künstliche Cremes enthalten. Wenn Sie so etwas zu sich nehmen, geht es Ihnen hinterher in der Regel schrecklich – entweder gleich danach, etwas später oder langfristig. Auf jeden Fall hat es eine negative Wirkung auf Ihren Körper, die Sie höchstwahrscheinlich spüren werden. Essen Sie lieber meine gesunden Süßspeisen. Danach geht es Ihnen gut, und Schuldgefühle sind überflüssig.

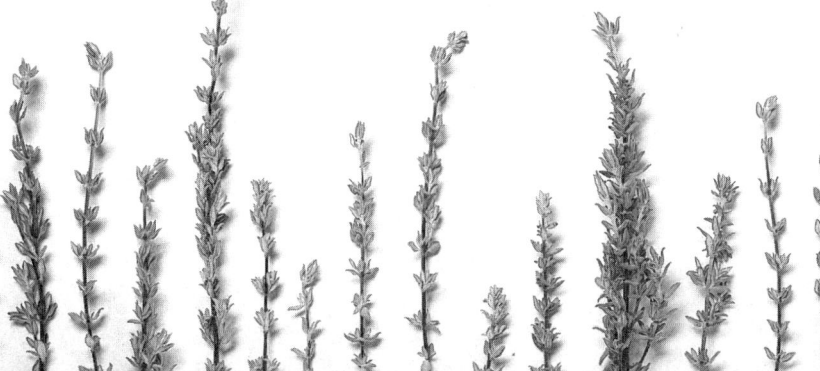

# Gillians rundum gesunde Leckerbissen

## Süßes

▶ Frisches Obst wie: Trauben, Erdbeeren, Blaubeeren, Pfirsiche

▶ Obstsalat

▶ Fruchtsmoothies

▶ Getrocknete Feigen

▶ Dörrpflaumen

▶ Datteln

▶ Naturjogurt (Bio) ohne Zucker oder Süßstoffe

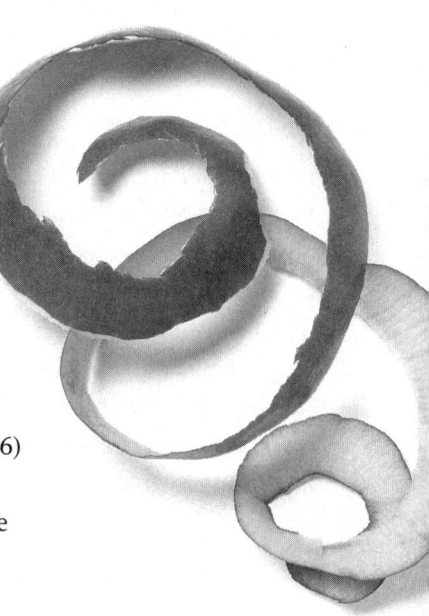

**Bratäpfel (oder Birnen)**

1. Ofen auf 200°C (Gas Stufe 6) vorheizen.
2. Zwei Äpfel in eine ofenfeste Form legen.
3. 15 bis 20 Minuten backen.

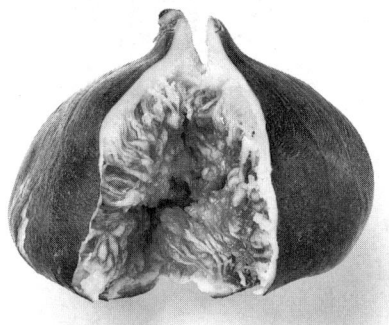

**Gebackene Feigen mit Agavensirup und Zitrone**

1 PORTION    2 halbierte Feigen
½ EL Agavensirup
Saft von ½ Zitrone
1 Sternanis (auf Wunsch)

**1.** Ofen auf 180 °C (Gas Stufe 4) vorheizen.

**2.** Halbierte Feigen auf ein großes Stück Alufolie legen. Sirup und Zitronensaft darübergeben und den Sternanis dazulegen.

**3.** Die Alufolie schließen, oben zusammenknüllen und auf ein Backblech setzen. In den Ofen schieben und 20 Minuten backen.

**4.** Aus dem Ofen holen und 5 Minuten ruhen lassen. In der Folie servieren.

## Erdbeereis

Am besten wird das Eis mit einer Eismaschine. Alternativ kann man es auch in einem flachen Kunststoffbehälter einfrieren und alle 30 Minuten mit einer Gabel durchschlagen, bis es gefroren ist. Das Rezept eignet sich auch für Himbeeren und kommt bei Kindern gut an.

**FÜR 1 LITER EIS**
500 g frische Erdbeeren, geputzt, plus ein paar zum Garnieren
2 EL Agavensirup
500 ml Reismilch
Minzblättchen zum Garnieren

1. Die Erdbeeren in der Küchenmaschine oder im Mixer fein pürieren. Sirup und Reismilch hinzufügen und erneut 30 Sekunden pürieren.
2. In eine Eismaschine gießen und 20 bis 30 Minuten rühren.
3. In eine Glasschale füllen und mit frischen Früchten und Minzblättchen dekorieren.

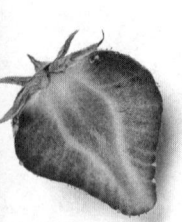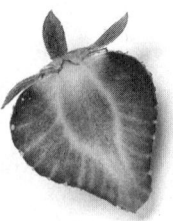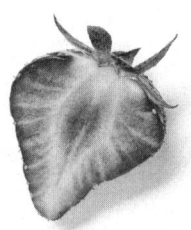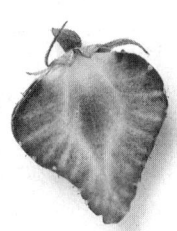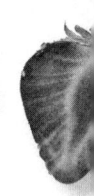

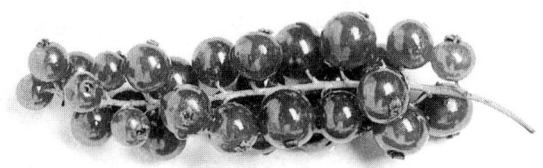

**Mangogranita**

Diese Köstlichkeit hält sich tiefgefroren bis zu einem Monat. Es lohnt sich also, sie in größeren Mengen herzustellen, sobald Sie günstig reife Mangos bekommen können. Vor dem Servieren 5 bis 10 Minuten bei Zimmertemperatur antauen lassen.

> 2 reife Mangos
> Saft von 1 Limette
> 100 ml kaltes Wasser
> 4 Rispen frische rote Johannisbeeren

1. Mit einem scharfen Messer die Wangen von den Mangos schneiden, halbieren und schälen. Danach so viel Fleisch wie möglich vom Kern lösen. Das Fruchtfleisch in den Mixer geben.
2. Das Fruchtfleisch fein pürieren. Limettensaft und Wasser hinzufügen und weitere 15 Sekunden pürieren.
3. Das Püree in einem Kunststoffbehälter einfrieren.
4. Die Mischung alle 30 Minuten kräftig mit einer Gabel durchschlagen. Nach zwei bis drei Stunden sollte das Sorbet eine körnige Beschaffenheit haben und servierfertig sein.
5. In langstieligen Gläsern anrichten und mit frischen roten Johannisbeeren oder anderen Früchten garnieren.

## Rhabarberstreusel

Früchte wie Rhabarber sollten nicht gekocht werden, sondern allenfalls leicht köcheln. So bleiben viele Nährstoffe erhalten. Rhabarber ist eine ausgezeichnete Kalziumquelle.

**2 PORTIONEN**     100 g Rhabarber, gehackt
½ EL Agavensirup
75 ml kaltes Wasser

*Für die Streusel:*
50 g Haferflocken
½ EL Hirsemehl
1 EL Agavensirup

1. Rhabarber, Agavensirup und Wasser in einen kleinen Topf geben. Bei leichter Hitze 15 Minuten kochen. Vom Herd nehmen, etwas abkühlen lassen und in eine kleine, flache Kuchenform füllen.
2. Ofen auf 180°C (Gas Stufe 4) vorheizen.
3. Haferflocken und Mehl in eine Rührschüssel geben. Kräftig durchrühren, dann den Sirup dazugeben. Die Mischung wird leicht klumpig.
4. Die Masse über den Rhabarber gießen. Nicht andrücken.
5. In den Ofen schieben und 15 Minuten backen, bis die Streusel knusprig aussehen.
6. Aus dem Ofen nehmen und vor dem Servieren noch 5 Minuten stehen lassen.

## Dattel-Mandel-Trüffel

8 frische Datteln

100 g gemahlene Mandeln

2 TL Carobpulver (aus den Früchten des Johannisbrotbaumes)

Fein geriebene Schale und frisch gepresster Saft von 1 Limette

Macadamia- oder Paranüsse (auf Wunsch)

Gemischte, gehackte Nüsse (auf Wunsch)

1. Datteln, Mandeln, Carob, Limettenschale und -saft in die Küchenmaschine geben.
2. Zerkleinern, bis sich eine steife Kugel bildet.
3. Wenn nötig, noch etwas Limettensaft hinzufügen, damit eine feste Masse entsteht.
4. Das Messer herausnehmen und Kugeln aus der Masse rollen. In Pralinenförmchen legen oder in gehackten Nüssen wälzen.
5. Jede Trüffel mit einer Macadamia- oder Paranuss belegen.
6. Abdecken und im Kühlschrank aufbewahren.

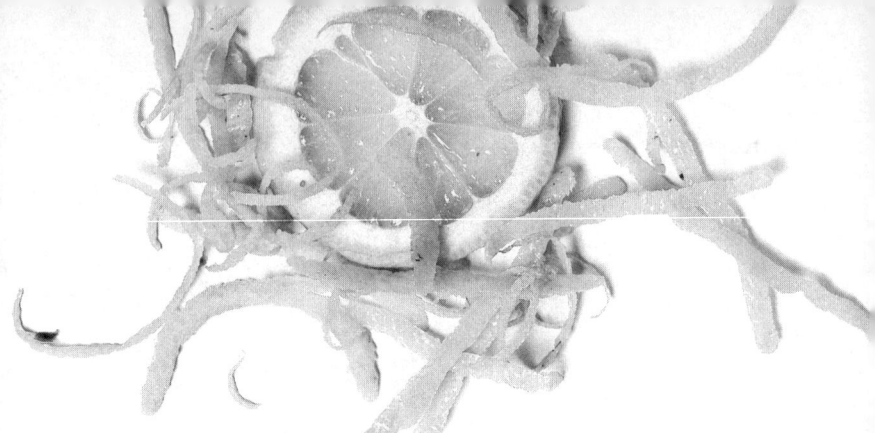

## Feiner Zitronentofukuchen

350 g fester Seidentofu

3 EL Agavensirup

Schale und Saft von 2 Zitronen

100 g Kichererbsenmehl

2 TL Backpulver

2 EL Wasser

1. Ofen auf 170 °C (Gas Stufe 3) vorheizen. Eine kleine Kastenkuchenform mit Backpapier auslegen.
2. Tofu, Sirup, Zitronenschale und -saft in eine Rührschüssel geben. Mit dem elektrischen Handmixer in etwa 5 Minuten leicht und glatt aufschlagen.
3. Mehl und Backpulver vermischen und esslöffelweise unter den Tofu geben. Erneut 5 Minuten aufschlagen.
4. In die Kuchenform füllen und 25 bis 30 Minuten backen, bis der Kuchen fest ist, auf Berührung aber noch federt. Aus dem Ofen nehmen und etwas abkühlen lassen, dann mit dem Backpapier herausheben und ganz auskühlen lassen.
5. In Scheiben aufschneiden.

## Möhrenkuchen

Der süße Agavensirup stammt von Kakteen.

> 2 Orangen (Bio)
> 100 g Möhren, geputzt und geraspelt
> 4 EL Agavensirup
> 1 Ei aus Freilandhaltung
> 150 g Kichererbsenmehl
> ½ TL Backpulver
> 100 g weicher Seidentofu

1. Ofen auf 170 °C (Gas Stufe 3) vorheizen. Eine kleine Kastenkuchenform mit Backpapier auslegen.

2. Orangenschale abreiben. Möhrenraspel, Schale von 1½ Orangen und die Hälfte des Sirups in eine Rührschüssel geben. Mit einer Gabel vermengen und eine Mulde in die Mitte drücken.

3. Das Ei in die Mitte geben und aufschlagen, bis es leicht und schaumig ist.

4. Das Mehl mit dem Backpulver vermengen. Esslöffelweise unter die Möhrenmischung schlagen.

5. Saft von einer Orange hinzufügen und gut unterrühren. Die Backform mit dem Saft aus der Hälfte der zweiten Orange ausgießen.

6. Den Möhrenteig in die vorbereitete Form füllen und mit einem Teigschaber glätten. In den vorgeheizten Ofen schieben und 25 bis 30 Minuten backen oder bis der Kuchen gut aufgegangen ist, eine goldgelbe Farbe hat und auf Druck fest bleibt.

7. Aus dem Ofen nehmen. Den Kuchen mit dem Backpapier aus der Form heben. Abkühlen lassen.

8. Den Tofu mit dem restlichen Sirup leicht und glatt aufschlagen. Den übrigen Saft der zweiten Orange hinzufügen. Gut unterrühren und einige Minuten stehen lassen.

9. Den abgekühlten Kuchen glasieren, mit der restlichen Orangenschale bestreuen und servieren.

## Carobmousse

**4 PORTIONEN**

4 TL Carobpulver

4 TL sehr heißes Wasser

240 g weicher Seidentofu

4 TL Reissirup

4 TL Agavensirup

6 Tropfen reine Vanilleessenz

Frisch gemahlener Zimt nach Geschmack

4 Zweige Minze zum Garnieren

1. Carob in eine kleine Schüssel geben. Heißes Wasser hinzugießen und gut verrühren, bis sich das Pulver aufgelöst hat.

2. Tofu in einer mittelgroßen Rührschüssel mit den Rührbesen des Handmixers glatt aufschlagen.

3. Die Carobcreme unterrühren, danach den Reissirup, zuletzt den Agavensirup. Nach jeder neuen Zutat gründlich aufschlagen.

4. Vanilleessenz und Zimt hinzugeben, ganz kurz unterrühren, dann auf vier Glasschalen oder Sektkelche verteilen.

**5.** 30 Minuten bis 2 Stunden kalt stellen. Vor dem Servieren mit einem Zweig Minze garnieren.

### Vanille-Zimt-Reis

1 PORTION 350 ml Wasser oder Reismilch
100 g Rundkornnaturreis (Bio)
¼ Zimtstange
¼ Vanilleschote
Saft und Schale von ½ Orange
1 EL Agavensirup (wenn Sie Reismilch verwenden, können Sie den Sirup weglassen)

**1.** Wasser oder Reismilch in einen kleinen Topf geben. Reis, Zimt, Vanille, Orangenschale, Orangensaft und eventuell Sirup hinzufügen.
**2.** Einmal aufkochen, abdecken und 25 bis 30 Minuten köcheln lassen. Dabei gelegentlich umrühren.

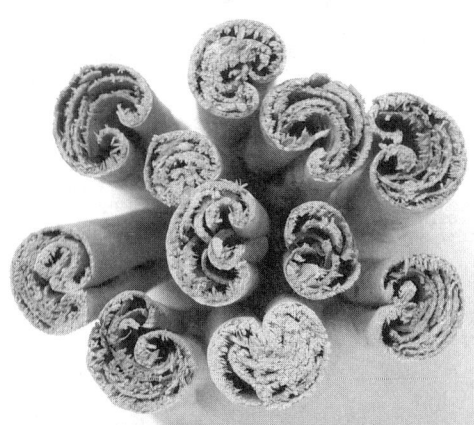

## Pikantes

- Gemüsesäfte

- Müsliriegel

- Reiskuchen mit Avocadocreme, Hummus, Dill und halbierten Tomaten

- Gemüsestreifen mit Hummus oder anderen gesunden Dips (siehe Seite 291)

- Eingeweichte Mandeln oder Nüsse jeder Art (über Nacht eingeweichte Nüsse sind immer leichter zu verdauen und schmecken süßer)

- Rohe Nüsse

- Gedämpfte Nüsse

- Rohe, geschälte Hanfsamen in Avocadocreme

- Rohe, geschälte Hanfsamen mit allem Möglichen!

- Gebackene Süßkartoffeln mit Avocadocreme und Kräutern, zum Beispiel Basilikum

- Shiitake-Pilze auf weizenfreiem Toast

- In der Pfanne angebratene Kürbiskerne mit weizenfreier Tamarisoße

## Gebackener Butternutkürbis

Ofen auf 200 °C (Gas Stufe 6) vorheizen.
Kürbis in Scheiben schneiden, Scheiben
einzeln in Alufolie wickeln und 45 Minuten backen.

## Gebackene Rote Bete

Ofen auf 200 °C (Gas Stufe 6) vorheizen.
Rote Bete in Alufolie wickeln und 30 Minuten backen.

## Gebackene Süßkartoffeln

Ofen auf 200 °C (Gas Stufe 6) vorheizen.
Süßkartoffeln in Alufolie wickeln und
30 Minuten backen.

## Gebackene Yams

Ofen auf 200 °C (Gas Stufe 6) vorheizen.
Yams in Alufolie wickeln und 30 Minuten backen.

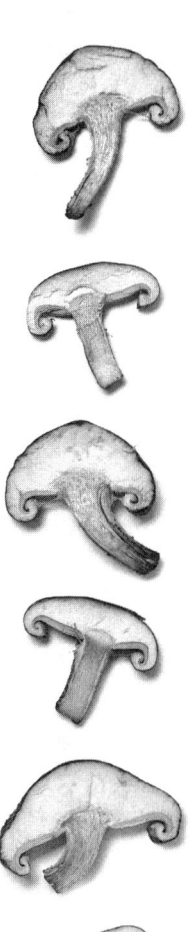

## Calzone mit Kirschtomaten und Zucchini

Wenn es Sie nach Pizza gelüstet, probieren Sie doch einmal diese Variante. Mit dem Teig muss man etwas vorsichtig umgehen, damit er nicht aufbricht. Wenn doch, ist es auch nicht schlimm – einfach wieder zusammendrücken.

**4 PORTIONEN**

275 g halbierte Kirschtomaten
1 Bund Frühlingszwiebeln, geputzt und fein gehackt
1 EL Wasser (für Tomatensoße)
2 EL Basilikum, frisch gehackt
1 EL frischer Oregano
200 g Buchweizenmehl
2 TL Backpulver
2 TL Olivenöl
150 ml Wasser (für den Teig)
100 g Zucchini, geputzt und in 1 cm dicken Scheiben
Frischer Rucola zum Garnieren

1. Kirschtomaten, Frühlingszwiebeln und Wasser in einer kleinen Pfanne bei leichter Hitze 5 bis 6 Minuten andünsten. Abkühlen lassen und Basilikum sowie Oregano dazugeben.
2. Ofen auf 200 °C (Gas Stufe 6) vorheizen.
3. Mehl und Backpulver in einer Schüssel mischen. Eine Mulde in die Mitte drücken. Öl und 100 ml Wasser hineingeben. Vorsichtig vermischen und nach Bedarf mehr Wasser hinzufügen, bis ein weicher Teig entsteht.
4. Auf einer sauberen, bemehlten Arbeitsfläche vorsichtig kne-

ten. Teig in vier Stücke aufteilen und jedes kreisrund ausrollen.

5. Die Tomatenmischung auf die Teigkreise verteilen und mit Zucchinischeiben belegen. Den Teig vorsichtig halbmondförmig umschlagen.

6. Auf ein mit Backpapier belegtes Backblech legen und 10 bis 12 Minuten backen.

7. Aus dem Ofen nehmen und 5 Minuten abkühlen lassen. Mit Rucola garnieren und servieren.

## Dips

### Spinatdip

1 Avocado, geschält und entsteint
Saft von ½ Zitrone
225 g Kichererbsen aus der Dose, abgetropft
200 g frischer Spinat, geputzt

1. Avocado in die Rührschüssel der Küchenmaschine geben und mit Zitronensaft und Kichererbsen zu einer weichen Paste verarbeiten.

2. Spinat 1 bis 2 Minuten dämpfen, bis er zusammenfällt. Vom Herd nehmen und leicht abkühlen lassen. Abgießen, dann mit der Hand oder einer Löffelrückseite überschüssige Flüssigkeit ausdrücken.

3. Spinat zu der Avocado-Kichererbsen-Paste geben und kurz untermixen. Den Dip in eine Schale füllen und servieren.

## Gurkendip mit Knoblauch

350 g weicher Tofu

3 bis 4 Knoblauchzehen, geschält

1 Hand voll frische Minzblättchen

¼ Gurke, fein gewürfelt

Zitronensaft nach Geschmack

1. Tofu in die Rührschüssel der Küchenmaschine geben und mit dem Messereinsatz zu einer weichen Paste verarbeiten.
2. Bei laufendem Motor Knoblauch und Minze hinzufügen.
3. Die Mischung in eine Schüssel füllen. Gurkenwürfel unterrühren und mit Zitronensaft abschmecken.
4. Sofort servieren.

## Auberginendip mit Minze

1 kleine Aubergine

2 dicke Knoblauchzehen

3 EL Olivenöl, extra vergine

2 EL Zitronensaft, frisch gepresst

2 EL frische Minze, gehackt

½ TL Kreuzkümmel, gemahlen

1. Ofen auf 200 °C (Gas Stufe 6) vorheizen.
2. Aubergine halbieren. Knoblauch schälen und jede Zehe in vier bis fünf Scheiben schneiden.
3. Die Schnittseite jeder Auberginenhälfte mehrmals tief einschneiden und je eine Knoblauchscheibe gut hineinschieben.

4. Auberginenhälften auf ein Backblech legen und mit 1 EL Olivenöl beträufeln. Mit der aufgeschnittenen Seite nach oben in 35 bis 45 Minuten sehr zart und blass goldbraun backen.

5. Aus dem Ofen nehmen und vor dem Verzehr etwa 20 Minuten abkühlen lassen.

6. Das Auberginenfleisch und den weichen Knoblauch mit einem Teelöffel aus der Schale lösen und in der Küchenmaschine mit dem restlichen Olivenöl, Zitronensaft, Minze und Kreuzkümmel zu einer weichen Creme verarbeiten.

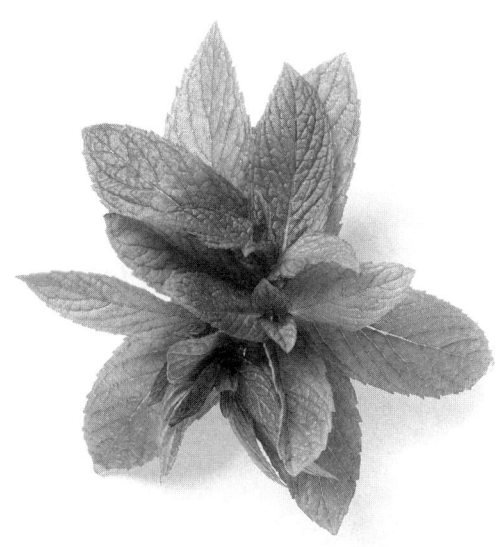

## Nicht essbare Genüsse

Verwöhnen Sie sich auch auf andere Weise. Versuchen Sie es mit den folgenden Ideen oder einem anderen Hauch von Luxus.

► Ein Besuch in der Sauna

► Schwimmen gehen

► Eine Massage

► Eine Gesichtsbehandlung

► Eine Fußreflexzonenmassage

► Stille Zeit zum Meditieren

► Ein Kinobesuch

► Eine neue CD oder DVD

► Ein Einkaufsbummel für ein neues Outfit

► Ein guter Roman

► Suchen Sie sich ein neues Hobby, zum Beispiel Tennis, Squash, Tai Chi, Kickboxen, Tanzen, Qigong, Eislaufen, oder was immer Ihnen Freude macht.

# Was Sie beim Ausgehen beachten sollten

Wenn Sie ausgehen, wollen Sie in erster Linie einen schönen Abend genießen. Wer regelmäßig auswärts isst, sollte allerdings aufmerksam sein – wenn Sie sich nur gelegentlich etwas Gutes gönnen, braucht Ihnen die Salatsoße auf dem Heimweg aber keine Gewissensbisse zu machen.

Im Restaurant bleiben Sie am besten entspannt, und zwingen Sie andere nicht, dasselbe zu wählen wie Sie. Sie möchten einen angenehmen Abend verbringen, und Ihre Begleiter möchten das auch. Hier sind ein paar Anhaltspunkte, die Ihnen helfen können, auch im Restaurant gesund, gut und genussvoll zu essen:

▶ Vor einem Restaurantbesuch nicht extra fasten. Sie müssen keine Kalorien zählen.

▶ 20 Minuten vor dem Essen ein Glas stilles Wasser ohne Eis trinken. Dann sind Sie schon vorab etwas satt und können die Mahlzeit besser verdauen. Während des Essens trinken Sie kleine Schlucke Wasser, aber kein Bier und nichts mit Kohlensäure.

▶ Bestellen Sie als Erster, damit Sie nicht durch die vielleicht weniger gesunden Bestellungen der anderen in Versuchung geraten oder sich umstimmen lassen. Womöglich gehen Sie auf diese Weise mit gutem Beispiel voran.

▶ Als Vorspeise eignet sich am besten eine Gemüsesuppe, möglichst ohne Sahne oder Crème fraîche. Bitten Sie ruhig um eine Suppe ohne Milchprodukte. Suppen machen satt und sind leicht verdaulich. Deshalb sind sie immer eine gute, vollwertige Wahl.

▶ Unterbrechen Sie Ihre Mahlzeit, sobald Sie zu zwei Dritteln satt sind. Hören Sie auf Ihren Körper. Es dauert eine Weile, bis die Signale des Magens zum Gehirn durchdringen. Deshalb fühlt man sich nach dem Essen oft so »genudelt«. Niemand muss seinen Teller leer essen.

▶ Fragen Sie nach der Zubereitungsart. Kellner sind solche Fragen inzwischen längst gewöhnt. Man muss sich also nicht mehr genieren. Denkbare Fragen sind:

Gibt es gebackene Gerichte? (gut)

Gibt es Gegrilltes? (gut)

Wird mit Butter gekocht? (schlecht)

Oder mit Öl? (gut, wenn nicht frittiert)

Ist der Fisch wild gefangen? (gut) Oder aus Fischfarmen? (schlecht)

Fragen Sie, was in der Soße, in der Suppe oder im Dressing ist. Sie möchten zu viel Zucker und Salz vermeiden.

▶ Lassen Sie sich Zeit. Legen Sie nach jedem Bissen Messer und Gabel ab. Achten Sie nicht darauf, wie schnell die anderen essen.

▶ Sie können darum bitten, dass Sauce oder Dressing separat serviert werden. Auf diese Weise können Sie auf stark butter- oder zuckerhaltige Soßen oder Soßen, die Sie nicht mögen, einfach verzichten. Zum Fisch oder zum Salat können

Sie stattdessen immer um eine Zitrone bitten. Wenn die Soße oder das Dressing untrennbar zum Gericht gehört, macht es aber auch nichts.

▶ Bestellen Sie ruhig zwei Vorspeisen oder eine Vorspeise und einen Salat oder zwei Beilagen (natürlich keine Pommes frites!). Man könnte zum Beispiel mit einem Salat aus Artischocken beginnen und als Hauptspeise grüne Bohnen, Spinat und Mandelreis bestellen.

▶ Beim Chinesen, Japaner oder Thailänder sollten Sie darauf achten, dass kein Natriumglutamat eingesetzt wird.

▶ Zur Pasta ist eine Tomatensoße empfehlenswerter als eine Sahnesoße. Einfache Gerichte schmecken oft am besten.

▶ Bestellen Sie auch Dinge, die nicht auf der Karte stehen. Sie können gegrillten Fisch mit Gemüse und Salat bestellen und darum bitten, dass alles nicht mit Butter, sondern mit Öl zubereitet wird. Oder Sie fragen, was für Vegetarier oder Veganer angeboten wird. Vielleicht kann der Koch etwas ohne Fleisch und Milchprodukte kochen? Was kann man Ihnen anbieten?

▶ Wenn Sie gern ein Dessert hätten, bestellen Sie erst 10 Minuten nach dem Ende der Hauptmahlzeit. Lassen Sie Ihrem Magen Zeit, damit er Ihrem Gehirn mitteilen kann, ob er genug hat. Wenn Sie dann immer noch etwas Schokoladiges möchten, können Sie ja mit Ihrer Begleitung teilen und dem anderen den Löwenanteil überlassen. Häufig reichen für den Gaumenkitzel schon wenige Löffel.

# Dr. Gillians SOS-Notfallplan

Wenn Sie merken, dass Sie zu oft vom Weg abkommen, brauchen Sie vielleicht einen Weckruf. Schließlich wollen Sie nicht wieder auf Stufe 1 ganz von vorne anfangen.

## 1. Tag

Wenn Sie nicht mehr ganz auf Kurs sind, machen Sie sich nichts daraus. Beschließen Sie auf keinen Fall, dass Sie gescheitert sind und es jetzt auch ganz lassen können, weil gesunde Ernährung eben nichts für Sie ist. Es ist ganz einfach, wieder zurückzukommen. Jeder Tag ist ein neuer Tag, an dem Sie frisch anfangen können. Besonders wichtig ist, dass Sie NICHT AUF DIÄT sind. Das bedeutet, dass für Sie kein vorübergehender Ausnahmezustand herrscht und dass Sie auch nicht zu viele Kalorien zu sich nehmen können. Sie können nicht versagen. Als Sie dieses Buch zur Hand genommen haben, haben Sie eine Veränderung in Ihrem Leben eingeläutet. Das ist etwas ganz anderes als eine Diät. Jemand in meinem Internetforum drückte es so aus: »Gillians Lebensweise ist Einstellungssache. Es geht nicht um Diät, und deshalb ist man auch nie damit fertig.«

Dennoch fordere ich Sie auf, diese gesunde Lebensweise so umfassend wie möglich anzunehmen. Sie sollen sich diesem Ziel zu 100 Prozent verschreiben. Wenn aber einmal alles durcheinandergerät und Sie davon abweichen – was soll's?

Nur keine Sorge. Machen Sie einfach so weiter, wie Sie es sich vorgenommen haben. Bleiben Sie bei der gesünderen Lebensweise. Wenn Sie letzten Montag das Frühstück ausgelassen und erst später ein Croissant vertilgt haben, haben Sie trotzdem nicht versagt.

► Nehmen Sie es zur Kenntnis.

► Erkennen Sie es an.

► Forschen Sie nach den Gründen.

► Nutzen Sie es als Wegweiser, um auf Kurs zu bleiben.


An Tag 1 Ihres SOS-Plans ist die Feier, zu der Sie eingeladen waren, abgesagt. Auch das Ausgehen mit den Kollegen wird verschoben. Jetzt geht es um Konzentration und entschlossenes Vorgehen.

Trinken Sie jetzt gleich eine Tasse warmes Wasser mit einem Spritzer Zitrone. Achten Sie darauf, eine Stunde vor dem Schlafengehen eine weitere Tasse zu trinken. In den nächsten drei Tagen trinken Sie acht Tassen warmes Wasser und reichlich Kräutertee. Die Faustregel lautet: »Ein Glas pro Stunde.« Heute gibt es nur Brennnessel- oder Löwenzahntee. Sie haben die Wahl. Aber kein Gemecker! Ich will nichts hören.

Fotokopieren Sie die Notfallübung, denn die brauchen Sie für die nächsten drei Tage. Sie müssen den Zettel mit der Übung ständig bei sich tragen, weil Sie diese Übung alle zwei Stunden durchführen werden. Und zwar egal, wo Sie sich gerade befinden, ob im Flugzeug, im Zug, im Bus, am Schreibtisch, in der Küche oder sonst wo.

# *Dr. Gillians SOS-Notfallübung*

1. Schließen Sie die Augen.

2. Lauschen Sie Ihrem eigenen Atem.

3. Zählen Sie von 1 bis 10.

4. Wiederholen Sie langsam zehnmal die folgenden Worte, entweder still oder laut ausgesprochen: »Ich stelle mein Leben für immer um.«

5. Nach den zehn Wiederholungen stellen Sie sich einen Film vor, in dem Sie die Hauptrolle spielen. In diesem Film sehen Sie, wie Sie einen ganzen Tag auf die neue Weise leben. Sie sehen also, wie Sie ein gesundes Frühstück verzehren, wie Sie vor jeder Mahlzeit 20 Minuten gehen, wie Sie ein appetitliches, gesundes Mittagessen zu sich nehmen und so weiter. Am Abend sehen Sie, wie glücklich, zufrieden und harmonisch Sie wirken. Sie leben im Einklang mit dem Programm.

6. Zählen Sie rückwärts von 10 bis 1.

7. Öffnen Sie langsam die Augen.

# 1. Tag

*Datum:* ..........................................................................................................

## Mantra
Schreiben Sie zehnmal den folgenden Satz: *Ich verspreche zu frühstücken.*

..........................................................................................................

..........................................................................................................

..........................................................................................................

..........................................................................................................

..........................................................................................................

..........................................................................................................

..........................................................................................................

..........................................................................................................

..........................................................................................................

..........................................................................................................

## Frühstück

Kaufen Sie im nächsten Supermarkt einen großen, frischen Obstsalat, oder machen Sie selber einen. Das ist Ihr Frühstück. Ganz leicht.

Hacken Sie frisches, rohes Gemüse, oder kaufen Sie zerkleinertes Gemüse im Supermarkt. Sie brauchen Gurkenstreifen, Möhrenstreifen, gelbe oder rote Paprika, Chicoreeblätter oder Zuckerschoten.

Dieses Gemüse können Sie zur Arbeit mitnehmen und vor, zum und nach dem Mittagessen knabbern. Sie dürfen es gern in Hummus dippen.

## Mittag

Heute gibt es Misosuppe aus dem Reformhaus oder dem Bioladen. Schütten Sie ein Päckchen in einen großen Becher, und geben Sie heißes Wasser dazu. Sie bekommen zwei Tassen Suppe (500 ml).

## Nach der Arbeit

Gehen Sie nach Hause, schalten Sie Ihren Lieblingssender im Radio ein, und tanzen Sie einfach drauflos. Sie dürfen hüpfen, jauchzen und laut mitsingen – Hauptsache, Sie kommen in Bewegung (mehr Bewegungsideen siehe Seite 94).

## Abendessen

Nach der Bewegung gibt es einen Gemüsesaft, gefolgt von einem knackigen Salat mit Sauerkraut und Zitronensaft. Wenn Sie in der Nähe einen Saftladen haben, können Sie Ihren Gemüsesaft dort kaufen. Sonst machen Sie ihn selbst. Das dauert nur fünf Minuten und ist den Aufwand allemal wert.

**SOS-Saft**

> 4 Möhren, geputzt
> ½ Apfel, entkernt
> 2 Stangen Sellerie, geputzt
> 1 Gurke
> 1 kleines Stück Ingwer, geschält

Alle Zutaten entsaften. Den Saft langsam trinken.

**Gehen Sie die nächsten drei Tage um 22 Uhr schlafen.**

*Der erste Tag ist überstanden. Gut gemacht! Jetzt geht es weiter mit dem zweiten Tag.*

Planen Sie genau, was es morgen zu essen gibt. Dafür haben Sie auf den nächsten Seiten reichlich Platz. Damit es noch einfacher ist, brauchen Sie nur von der Liste auf Seite 309ff. auszuwählen. Eine gute Planung ist wichtig, damit Sie wirklich dabei bleiben. Viele Nahrungsmittel essen Sie außerdem im Rohzustand, so dass die Zubereitung kaum Mühe macht.

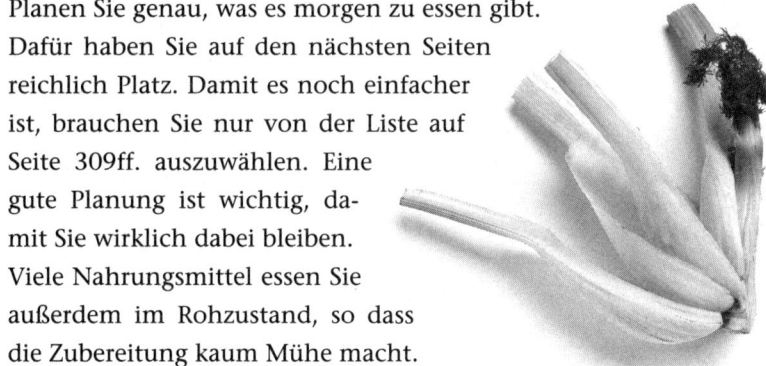

## 2. Tag

*Datum:* ..................................................................................................

### Mantra
Schreiben Sie zehnmal den folgenden Satz: *Ich bleibe auf Kurs mit meinem Wohlfühlprogramm.*

.........................................................................................................

.........................................................................................................

.........................................................................................................

.........................................................................................................

.........................................................................................................

.........................................................................................................

.........................................................................................................

.........................................................................................................

.........................................................................................................

.........................................................................................................

**Frühstück**                              **Snack**

..............................................        ..............................................

..............................................        ..............................................

..............................................        ..............................................

..............................................        ..............................................

..............................................

**Mittagessen**                          **Snack**

..............................................        ..............................................

..............................................        ..............................................

..............................................        ..............................................

..............................................        ..............................................

..............................................

**Abendessen**                          **Bewegung**

..............................................        ..............................................

..............................................        ..............................................

..............................................        ..............................................

..............................................        ..............................................

..............................................        ..............................................

## 3. Tag

*Datum:* ....................................................................................................

**Mantra**

Schreiben Sie zehnmal den folgenden Satz: *Ich bleibe auf Kurs, und ich verspreche zu frühstücken.*

....................................................................................................

....................................................................................................

....................................................................................................

....................................................................................................

....................................................................................................

....................................................................................................

....................................................................................................

....................................................................................................

....................................................................................................

....................................................................................................

**Frühstück**                          **Snack**

..........................................     ..........................................

..........................................     ..........................................

..........................................     ..........................................

..........................................     ..........................................

..........................................

**Mittagessen**                        **Snack**

..........................................     ..........................................

..........................................     ..........................................

..........................................     ..........................................

..........................................     ..........................................

..........................................

**Abendessen**                         **Bewegung**

..........................................     ..........................................

..........................................     ..........................................

..........................................     ..........................................

..........................................     ..........................................

..........................................     ..........................................

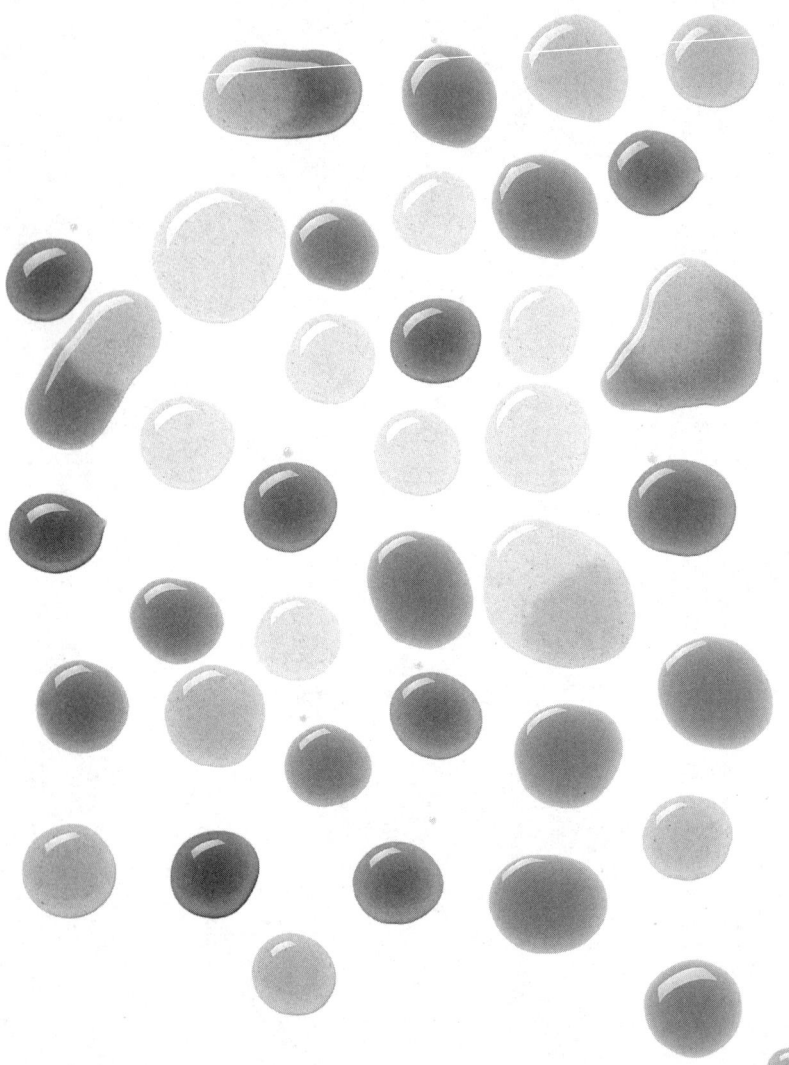

## Frühstücksvarianten

Beginnen Sie jeden Morgen mit einer Tasse warmem Wasser mit einem Spritzer Zitronensaft, gefolgt von einer Tasse Brennnesseltee. Danach wählen Sie aus zwischen:

▶ **Obstsalat** aus Apfel, Birne, Pfirsich und Ananas

▶ **2 Grapefruit (pink)**

▶ **Erdbeer-Bananensmoothie.** Einfach eine Schale geputzte Erdbeeren, eine reife Banane und 100 ml Wasser fein pürieren.

### Hirse-Haferbrei
Ein warmer, cremiger Brei, der nach Hafer schmeckt, aber eine feine, lockere Konsistenz hat.

> 50 g Hirseflocken
> 50 g Haferflocken
> 400 ml Wasser

1. Hirse, Haferflocken und Wasser in einem Topf aufkochen.
2. Hitze herunterschalten, 3 bis 5 Minuten köcheln lassen und dabei umrühren, bis die gewünschte Konsistenz erreicht ist. Mit getrockneten Kräutern oder einer Prise Meersalz würzen und servieren.

*Das dauert nur wenige Minuten,*
*also keine Ausreden!*

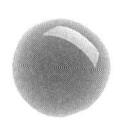

## Snacks für den Vormittag

Zur Wahl stehen:

- ▶ **Apfel**

- ▶ **Birne**

- ▶ **Trauben**

- ▶ **Ananassaft**

- ▶ **Grapefruitsaft (pink)**

- ▶ **Gemüsesaft.** Entweder selbst gemacht und mitgenommen oder unterwegs gekauft. Nehmen Sie Saft aus Biogemüse ohne Zuckerzusätze.

## Snacks für den Nachmittag

Zur Wahl stehen:

- ▶ Mindestens eine Tasse knackige **Zuckererbsen**

- ▶ Eine Hand voll roher, ungesalzener **Paranüsse**

- ▶ **Vitaltrunk** (siehe Seite 263)

## Mittagessen

▶ **Misosuppe mit Tofu.** Eine kleine Scheibe Tofu in mundgerechte Stücke schneiden und in die Suppe geben.

▶ **Jede Art von Bohnen-, Gemüse- oder Misosuppe** (selbst gekocht oder zuckerfreie, gekaufte Gemüsesuppe).

▶ Nach der Suppe gibt es einen knackigen, grünen **Blattsalat**.

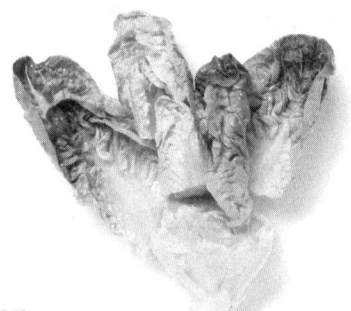

## Abendessen

**Als Vorspeise *unbedingt* einen Gemüsesaft aus**

1 Salatherz

6 Stangen Sellerie, geputzt

1 Fenchel, geputzt

1 Gurke

1 Apfel, entkernt (auf Wunsch,
für mehr Süße)

Alle Zutaten entsaften. Den Saft langsam trinken.

## Gebackene Süßkartoffel mit Avocado und warmem Gemüsesalat

Stellen Sie Ihre Geschmacksknospen auf eine heiße, gebackene Süßkartoffel mit einer Prise Kreuzkümmel für kleine Gelüste ein. Dazu gibt es butterzarte Avocadoscheiben, frische, scharfe Rucolablätter und warmes Gemüse – lauter Wohlfühlspeisen.

**1 PORTION**
1 mittelgroße Süßkartoffel (ca. 250 g)
½ gelbe Paprika, geputzt
4 Kirschtomaten
1 TL Olivenöl
2 große Hand voll Rucola
½ reife Avocado, in Scheiben
Kresse (auf Wunsch)
Gemahlener Kreuzkümmel (nach Geschmack)

*Dressing:*
1 EL Olivenöl
1 TL Balsamico-Essig (Bio)
½ Knoblauchzehe, geschält und zerdrückt

1. Kartoffel waschen und mit Küchenkrepp abtrocknen. Auf ein Backblech legen und im vorgeheizten Ofen bei 200 °C (Gas Stufe 6) in etwa 40 Minuten backen, bis sie zart ist.
2. Die Paprikahälfte in feine Streifen schneiden. Kirschtomaten halbieren.
3. Das Backblech aus dem Ofen holen. Paprika und Tomaten dazulegen. Mit 1 TL Olivenöl beträufeln und noch einmal 5 Minuten in den Ofen schieben.

4. Rucolablätter in eine Schüssel geben und die reifen Avocadoscheiben darauf arrangieren. Mit Kresseblättchen bestreuen (falls zur Hand). Kartoffel und Gemüse aus dem Ofen holen.

5. Kartoffel auf einen Teller legen, aufschneiden und mit einer kräftigen Prise Kreuzkümmel würzen. Die warme Paprika und die Tomaten über dem Rucola verteilen. Kurz wenden.

6. 1 EL Olivenöl und 1 TL Balsamico-Essig mit dem zerdrückten Knoblauch mischen und den Salat damit beträufeln. Dazu die heiße Süßkartoffel servieren.

**Einfache Varianten für den Abend**

▶ Gebackene Bohnen auf weizenfreiem Toast. Im Reformhaus gibt es gebackene Bohnen ohne Zucker oder Süßstoff. Dazu können Sie Pastinakenbrei zubereiten: Pastinaken kochen und mit etwas Olivenöl zerstampfen. Wenn Sie keine Pastinaken bekommen können, nehmen Sie weiße Rübchen, Yams oder Squash (Kürbis). Als Beilage passen Salatherzen dazu, die Sie mit gezupften Basilikumblättern und gehacktem Koriander bestreuen können.

▶ Weizenfreie Nudeln aus dem Bioladen oder Supermarkt mit einer zuckerfreien Nudelsoße. Im Reformhaus gibt es auch tomatenfreie Soßen. Frisches Basilikum unterziehen.

▶ Ein großer Teller gegrilltes Gemüse auf grünem Salat. Eine Rote Bete, eine Pastinake, eine Zwiebel, Paprika, eine Aubergine oder eine Zucchini auf einem hitzebeständigen Teller mit Öl beträufeln und mit getrockneten Kräutern bestreuen. Im Ofen übergrillen. Dazu gibt es frische Salatblätter und frisches Basilikum.

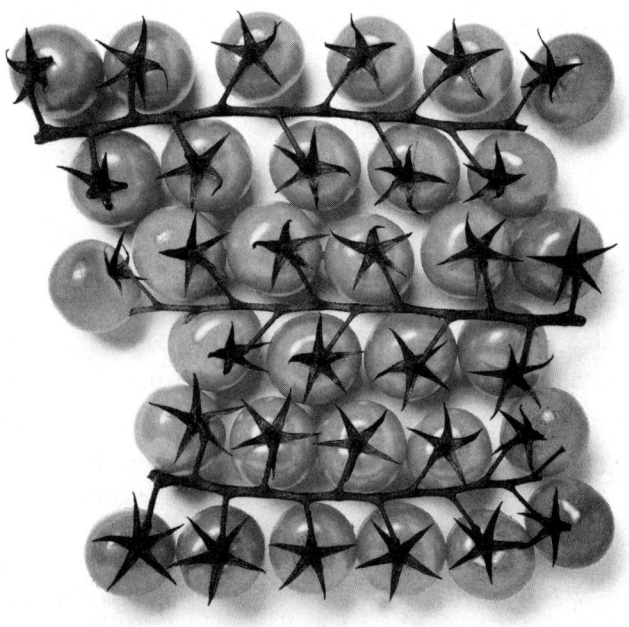

## Warum mein Notfallprogramm funktioniert

Mein kleines Notfallprogramm ist einfach und unkompliziert. Es reicht, um Sie wieder auf Kurs zu bringen, geht aber auch auf den Wunsch nach »Trostessen« ein. Es erfüllt folgende Anforderungen:

| | |
|---|---|
| ▶ Einfach | ▶ Unkompliziert |
| ▶ Wärmend | ▶ Im Nu fertig |
| ▶ Schnell | ▶ Etwas, worauf man sich freuen kann |
| ▶ Sättigend | ▶ Appetitlich |
| ▶ Preiswert | ▶ Zielführend |

Es wird Ihnen fast augenblicklich auf zwei Ebenen besser gehen – körperlich und mental. Jetzt behandeln Sie Ihren Körper wieder mit dem gebührenden Respekt und haben klare, positive Schritte unternommen. Damit verbunden ist der Anreiz, auf lange Sicht durchzuhalten. Bestimmt merken Sie, dass Sie mehr Energie haben, weniger Blähungen und den Wunsch, so weiterzumachen. Sie sind nicht vom Weg abgekommen, sondern machen Ihre Sache sehr gut. Auf diese Weise geht es immer nur aufwärts.

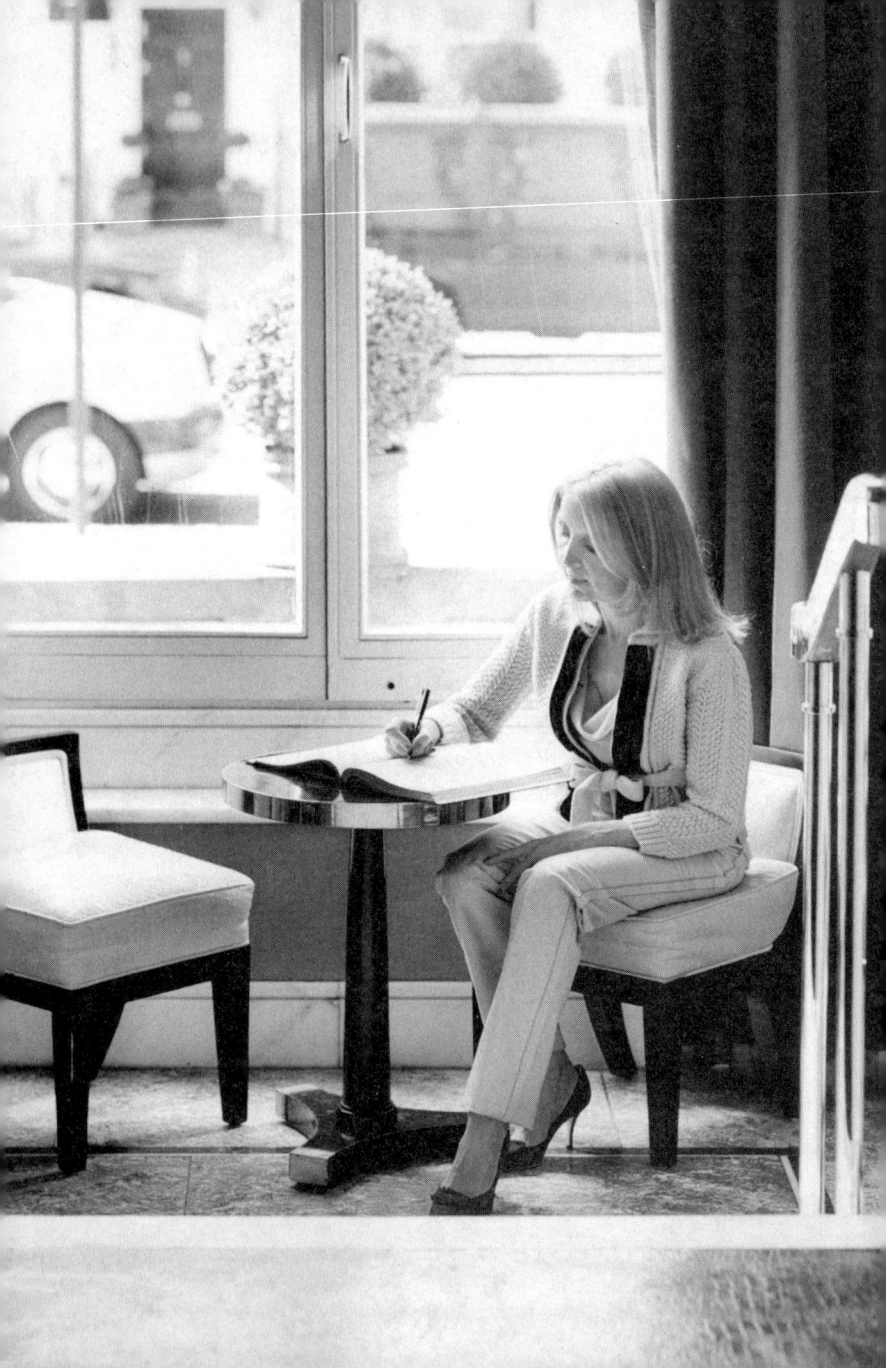

# Dr. Gillians Schlusswort zum Wohlfühlprogramm

Jetzt wissen Sie, was Sie zu tun haben. Sie haben alles Nötige, um rundum gesund zu sein. Wenn Sie mein Programm befolgen, gibt es kein Versagen. Ich hoffe sehr, dass ich Ihnen die erstaunlichen Möglichkeiten schmackhaft gemacht habe, die sich durch einfache Veränderungen der Ernährungs- und Lebensweise ergeben.

Ich möchte, dass Sie sich jetzt und Ihr Leben lang bestens fühlen. Deshalb möchte ich Ihnen zum Schluss noch ein paar Dinge ans Herz legen ...

**Punkt 1.** Ihnen muss wichtig sein, was in Ihren Mund darf. Wer auf gute Ernährung Wert legt, profitiert davon. Nahrung ist Energie, also greifen Sie zu gesunden Dingen. Stellen Sie sich vor, wie gut Ihr Körper reine, natürliche Nahrung im Gegensatz zu künstlichen Lebensmitteln ohne echten Nährwert, Geschmack oder Energiegehalt verwerten kann.

**Punkt 2.** Nahrung ist eine Form von Energie. Eine andere wichtige Energieform sind unsere Gedanken. Achten Sie darauf, dass Sie klar und positiv denken. Nicht nur, was wir essen, auch was wir denken, beeinflusst unser ganzes Wesen. Wer sich mit beglückenden Gedanken erfüllt, wird sich auch glücklicher fühlen.

**Punkt 3.** Die Gefühle sind das Fenster zu Körper und Seele. Nehmen Sie jeden Tag Ihre Gefühle wahr. Wie geht es Ihnen gerade? Unsere Gefühle zeigen an, ob innerlich alles stimmig ist. Wenn Ihre Gedanken Sie in die Richtung führen, die Ihnen rundum entspricht, fühlt sich das gut an. Wenn Sie hingegen in eine Richtung denken, die schlecht für Sie ist, werden Ihre inneren Antennen Ihnen das über die entsprechenden Gefühle mitteilen. Hören Sie auf Ihr Herz.

**Punkt 4.** Vertrauen Sie Ihrem neuen Selbst. Sie brauchen nicht nach den Vorschriften von jemand anderem zu leben. Sie brauchen nicht zu tun, was vermutlich oder laut irgendeiner Institution »richtig« für Sie ist. »Ich sollte« und »ich müsste« sind reine Einbildung. Wer darauf hört, was andere ihm vorschreiben, kann nicht mehr feststellen, ob Gefühle und Gedanken übereinstimmen. Es gibt nur einen Weg, um herauszufinden, was das Beste für einen selbst ist und wie man es erreichen kann: Horchen Sie in sich hinein, und nehmen Sie Ihre ureigenen Gedanken und Gefühle wahr. Spüren Sie Ihren innersten Kern. Hören Sie auf das, was tief in Ihnen liegt. Dann werden Sie wissen, was das Richtige für Sie ist, wie Sie denken und wann Sie handeln sollten.

Ich möchte Ihnen dazu eine Geschichte erzählen. Vor nicht allzu langer Zeit sollte ich ins Ausland reisen. Ich glaubte fest, ich müsste fahren. Es war alles geplant, und die anderen rechneten mit mir. Selbst mein Kopf sagte: »Du musst da hin.« Aber in einem stillen Moment spürte ich genau, dass es sich falsch anfühlte. Einer Kollegin gegenüber sagte ich: »Ich weiß, dass ich fahren sollte, aber mein Bauchgefühl rät mir dringend ab.« Gedanken und Gefühle waren also nicht stimmig. Ich war aus dem Gleichgewicht. Dummerweise habe ich das Gefühl, dass ich nicht fahren wollte, ignoriert, und so erlebte ich bald einen Alptraum. Von dem schrecklichen Flug über scheußliches Wetter bis hin zu Fehlern bei der Terminplanung ging wirklich alles schief, was nur schiefgehen konnte, und zwar nicht nur einen Tag lang, sondern an allen vier Tagen.

**Punkt 5.** Im Leben ziehen wir genau das an, was wir selbst ausstrahlen. Wer positive Energie aussendet, empfängt auch positive Energie. Wer Traurigkeit, Wut, Enttäuschung, Frust, Schuldzuweisungen, Trotz und dergleichen ausstrahlt, wird genau diese Energien auch wieder anziehen. Negative Energie kann sich in den unterschiedlichsten Formen manifestieren. In der Praxis habe ich festgestellt, dass Menschen, die negative Energie verbreiten, sehr häufig auch bei der Nahrungsauswahl schlechte Entscheidungen treffen. Andersherum neigen Menschen, die glücklich sind und positiv denken, eher zu einer gesunden Ernährung. Positive Gedanken bewirken eine gute Wahl der Lebensmittel und umgekehrt – der perfekte Kreislauf zur optimalen Gesundheit.

**Punkt 6.** Jeder Tag (und letztlich jeder Moment unseres Lebens) ist ein neuer Tag und ein neuer Moment, an dem wir uns selbst neu erschaffen können. Wenn Sie gestern vernascht waren, heißt das nicht, dass das heute wieder so sein muss.

Wenn Gefühle und Gedanken am Morgen nicht übereinstimmen, kann man abends immer noch entscheiden, die Harmonie wieder herzustellen. Stellen Sie sich vor, Sie hätten morgens mit Ihrem Partner oder Ihrer Partnerin gestritten. Danach sind Sie beide zur Arbeit gegangen. Sie wissen, dass Sie einander immer noch von Herzen lieben. Wenn Sie beide nach Hause kommen, entscheiden Sie sich, den andern zu küssen und sich wieder zu vertragen. Das ist dann eine bewusste Entscheidung, um die Energie durch diesen Entschluss und die entsprechenden Handlungen zu verändern. Dasselbe kann man auf alle Lebensbereiche anwenden. Wenn Sie sich bewusst dafür entscheiden, können Sie negative Gedanken buchstäblich an- und ausschalten.

**Punkt 7.** Letzten Endes geht es darum, dass Sie Ihr Leben verändern können. Sie können Entscheidungen treffen und Widerstände abbauen. Sie können entscheiden: Gute Nahrung, positive Lebensweise, Wohlbefinden, ein wunderbarer, schlanker Körper, bedingungslose Liebe, Freude, Erfüllung, Glück… ultimative Gesundheit. Alles liegt in Ihrer Hand.

Ich wünsche Ihnen Liebe und Licht

# Danksagung

Lieber Dad: Dieses Buch ist dir gewidmet. Ich vermisse dich so sehr. Aber ich spüre deine Nähe und weiß, dass du über mich wachst. Deine Zeichen haben mir erneut bestätigt, dass es im Leben mehr gibt als das, was wir sehen, fühlen, denken, berühren und riechen können.

Meine zwei süßen Mädchen küsse und drücke ich von Herzen. Ich liebe euch über alles. Meinem unvergleichlichen, mächtigen und inspirierenden Fels in der Brandung, Howard, möchte ich sagen: Du bist der geborene Katalysator, um diesen Planeten auf so vielen Ebenen zu verändern. Deine Motivation, deine großartige Unterstützung, deine Leidenschaft, deine Worte und deine Beiträge können das Leben verändern. Ich weiß sie so sehr zu schätzen.

Ich möchte all jenen danken, die eines meiner Bücher aufgeschlagen haben, meine Show im Fernsehen eingeschaltet oder mir einen Brief geschrieben haben. Jeder Einzelne von euch ermöglicht mir, meine Botschaft in die Welt zu tragen.

Großer Dank gilt auch meiner Herausgeberin, Kate Adams. Sie ist eine Ausnahmepersönlichkeit, die sich mit Herz und Seele auch in dieses Buch eingebracht hat. Ihre Hingabe ist inspirierend. Ebenso danke ich allen bei Smith & Gilmour für den überaus großen Einsatz – das Design ist perfekt und die kreativen Ideen sind unvergleichlich. Dank auch an alle bei Penguin, ganz besonders Tom Weldon, Louise Moore und Sarah Rollason.

Sehr zu schätzen weiß ich Helen T. Mein herzlicher Gruß gilt auch ihren Kindern und ihrem Mann. Jetzt kennen wir unsere Grammangaben in- und auswendig.

Nicola, du bist etwas ganz Besonderes. Mit Julia, Jo, Dawn, Johnny, Gina und Helen bildest du ein phantastisches Team. Ihr alle habt euren Platz in meinem Herzen. DANKE für alles. Und liebster Luigi: Du bist ein absolutes Juwel.

Meinem wunderbaren Max Clifford wünsche ich alles Liebe. Ihre Anleitung und Freundlichkeit ist unübertrefflich. Und Lucy, Louise, Jessica und alle anderen am MCA – ihr seid phantastisch und vollbringt Wunder.

Großen Dank an Theresa für die gründlichen Forschungsarbeiten. Und an Josie für deine ausgezeichnete Unterstützung.

Justine, du bist ein unglaublich kreativer Kopf.

Danke, Zdrafka und Izabela, dass Ihr alles zusammengehalten und jedes einzelne Rezept ausprobiert habt. Überbackene Adzukibohnen – das rockt!

Oscar, du bringst mich nach wie vor pünktlich von A nach B, selbst wenn ich unpünktlich bin. Und versorgst mich dabei noch mit weisen Worten.

Meine ehernen Stützen, Doug und Eloise, umarme ich. Danke auch an George, Paul, David, Placy, Leonora und die ganze Bande.

Ich danke meinen tragenden Säulen bei McKeith Research Ltd.: Nicht essbare Genüsse erhalten mit dir eine ganz neue Bedeutung, Alan. Du bist ein unglaublicher Mensch. Alan, Rob, Indranie und Jon: Ihr seid die Speerspitzen einer Bewegung von enormer Tragweite. Ihr seid immer für mich da. Worte reichen nicht aus, um zu zeigen, wie dankbar ich euch für alles bin.

Chaim Solomon: Du führst und hältst mich auf meinem spirituellen Weg. Du bist etwas Besonderes.

Alles Liebe meiner Mutter. Deine Ermutigung stärkt mir den Rücken.

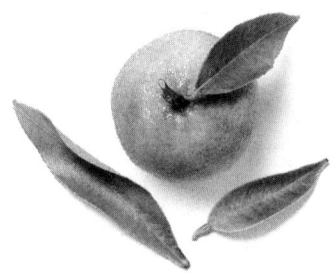

**www.drgillianmckeith.com**
Die englischsprachige Webseite von Dr. Gillian McKeith stellt auf optimale Weise aktive Unterstützung, Hilfe und Informationen bereit. Hier erwacht die ganze Philosophie von Dr. Gillian zum Leben.

Schauen Sie auf der Seite vorbei. Sie finden dort Unterstützung beim Abnehmen, Ratschläge und Informationen zu gesunder Ernährung, Allergietests, weiterführende Literatur, das McKeith Research Centre, kostenlose englische Newsletter, einen Livechat, den Dr Gillian Website Club und einen Internetshop.

# Register

# Rezeptverzeichnis

# Essen Sie sich schlank und schön

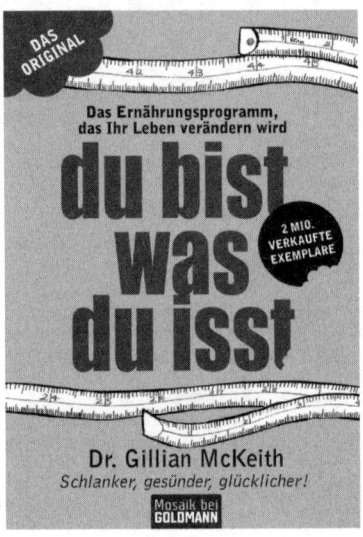

16756

- Über 2 Millionen verkaufte Exemplare.
- Der völlig neue Blickwinkel auf das Thema Ernährung.
- Sich satt essen und gesund bleiben.

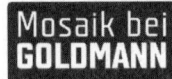

# Schlank in 90 Tagen!

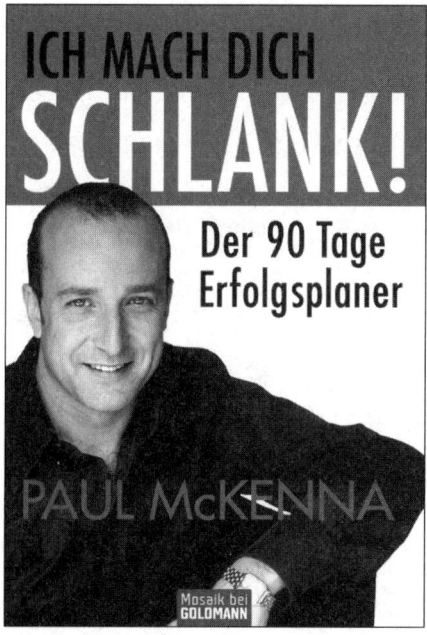

240 Seiten
ISBN 978-3-442-39152-3
€ 14,95

Mit Paul McKennas erstaunlich einfacher und erfolgreicher
Methode haben bereits Millionen Menschen weltweit mühelos
ihr Wunschgewicht erreicht. Der 90-Tage-Erfolgsplaner ist
hilfreiche Anleitung, tägliche Motivation und unentbehrlicher
Begleiter in einem. Er zeigt, wie man sein Essverhalten grund-
legend ändern kann – ohne Willenskraft und ohne Verzicht!

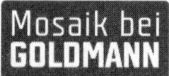

Mosaik bei
GOLDMANN

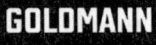